创伤后应激障碍 康复指导手册

——基于循证的康复训练与治疗技术

原著 ［美］詹妮弗·休斯（Jennifer B. Hughes）

主译 肖利军 刘本帅

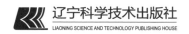

辽宁科学技术出版社
LIAONING SCIENCE AND TECHNOLOGY PUBLISHING HOUSE

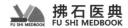

拂石医典
FU SHI MEDBOOK

图书在版编目（CIP）数据

创伤后应激障碍康复指导手册 /（美）詹妮弗B.休斯(Jennifer B. Hughes) 著；肖利军，刘本帅主译. -- 沈阳：辽宁科学技术出版社，2022.12
　　ISBN 978-7-5591-2823-2
　　Ⅰ．①创… Ⅱ．①詹… ②肖… ③刘… Ⅲ．①创伤－心理应激－精神障碍－康复－手册 Ⅳ．①R749.09-62
　　中国版本图书馆CIP数据核字(2022)第230449号

著作权号：06-2022-143　　　　　　　　　　　　　　　**版权所有　侵权必究**

出版发行：辽宁科学技术出版社
　　　　　　北京拂石医典图书有限公司
地　　址：北京海淀区车公庄西路华通大厦 B 座 15 层
联系电话：010-57252361/024-23284376
E - mail：fushimedbook@163.com
印 刷 者：北京天恒嘉业印刷有限公司
经 销 者：各地新华书店

幅面尺寸：170mm×240mm
字　　数：243 千字　　　　　　　　　　印　　张：11
出版时间：2022 年 12 月第 1 版　　　　印刷时间：2022 年 12 月第 1 次印刷

责任编辑：李俊卿　　　　　　　　　　责任校对：梁晓洁
封面设计：咏　潇　　　　　　　　　　封面制作：咏　潇
版式设计：咏　潇　　　　　　　　　　责任印制：丁　艾

如有质量问题，请速与印务部联系　联系电话：010-57262361

定　　价：75.00 元

翻译委员会

主　审　王京生

主　译　肖利军　刘本帅

副主译　陈金宏　彭碧波

译　者　宋慧娜　侯艳红　冯书芳　侯田雅

　　　　张旭毅　刘亚华　李　晋　王　莉

　　　　国　文　李胜男　高　杨　王凌飞

谨以此书献给所有创伤经历者，我生命里最大的鼓励来自于你们在黑暗中坚持下去的勇气。

本书简介

　　欢迎阅读《创伤后应激障碍康复指导手册》。战胜创伤是非常困难的一件事，我有幸能成为帮助你康复的一份子。作为一名临床执业心理学家，我为儿童和成年创伤经历者工作超过 15 年，一直被他们的力量和坚韧所折服。能够指导来访者进行有效的循证治疗，成为人们从创伤后应激障碍中康复的见证者，我感到非常荣幸。人们经常问我为什么能够坚持每天做创伤治疗工作，我告诉他们这是因为我看到来访者变得越来越好。对每名来访者来说，治愈的过程看起来虽有不同，但我看到的相同之处是，来访者都可以从生活在持续的恐惧和孤立中，回归到与所爱的人重新建立关系，过上充实的生活。他们是幸运的，因为我们能提供有效的治疗方法和训练有素的治疗师去帮助他们。在你阅读本书的过程中，我希望你也能体验到本书所介绍的循证干预所带来的治疗效果。我也会给你一些关于如何获得附加支持的建议，比如找到适合你的创伤治疗师等，也许正合你意。

　　创伤后应激障碍 (PTSD) 是精神健康工作者使用的一个术语，用来描述在经历恐怖或创伤后大脑和身体的反应方式。创伤有个体差异性，对我来说可能造成创伤的事件也许不会对你产生多大的影响。无论创伤事件的严重程度如何，当大脑和身体无法处理所发生的事情时，经历者出现创伤后应激障碍的症状就会很常见，包括难以控制的不断体验创伤，试图回避任何提醒你创伤的事情或场景，提心吊胆或总是紧张不安，或者对自己、他人和世界有消极的信念。创伤和创伤后应激障碍会影响你的情绪，让你感到低落和抑郁，或者是愤怒和易激惹。任何数量的创伤性事件都可能导致创伤后应激障碍，这类事件包括但不限于情感创伤、军事行动创伤、性创伤或外伤性创伤，如车祸等。

　　创伤事件可以影响儿童和成人，许多人在他们的生活中经历过不止一个会导致创伤的事件。不管是因为什么你来阅读本书，其实就已经在你的治疗过程中迈出了勇敢的第一步。我希望这本书能帮助你学习有效的方法来管理你的创伤症状。你的创伤记忆不能被抹去，但你与创伤的关系可以被改变，从而让这种记忆不再感觉那么强烈和不再具有压制感。这本书将给你营造一个安全的氛围，让你了解创伤和创伤后应激障碍是如何影响大脑和身体的，写出并反思你的经历，以及对未来的希望，同时学习对你康复之旅有用的策略和所需工具。

这本书中包含的练习是根据我们对创伤和创伤后应激障碍的循证治疗发展而来的。通过阅读本书，你将学习放松和情绪调节技术，以帮助缓解体验创伤时的痛苦。你也将学习如何安全地逐渐面对你因为创伤而回避的事情。我将指导你如何察觉创伤什么时候影响你对自己、他人和世界的信念，以及如何挑战由此而产生的不合理信念。你还将学习如何通过定期的自我照护和反思来支持你的长期持续康复。

虽然说没有人能预知未来，但根据我的临床和研究经验，如果你能坚持你的治愈愿望，当你读到这本书的结尾时会感觉越来越好。你对治愈的决心将成为一种新的生活方式，这将帮助你与所爱的人重新联系，获得新的生活体验，恢复那些因创伤和创伤后应激障碍导致你一直缺失的正常活动。

译者序

　　虽然我从 1995 年就开始从事临床心理工作，但真正关注创伤后应激障碍（PTSD），还是在 2008 年参加汶川大地震心理援助工作之后。实际上，国内相关的研究，也是从此之后激增的。从灾区返回后不久，经导师苗丹民教授的推荐，我有幸参加了国家 863 计划相关课题研究，进一步加深了对 PTSD 的理解。此后自己也主持过相关课题，发表过相关论文，但始终觉得还少些什么。两年半前，我的工作岗位调整到了解放军总医院第三医学中心，灾难救援医学是该中心的一大特色，这令我有了一种找到组织的感觉，很快就成为中国国际救援队的一员，和年轻人一起在国家地震救援训练基地接受严格的专业训练。因此还在全军远程教育网上以"灾难救援心理干预"为题授课，奔赴甘肃张掖参加军地联合举行的"应急使命·2022"高原高寒地区抗震救灾实战化演习。这个过程当中，想在这方面再做点什么的心情也就愈发强烈！特别巧的是，我多年的朋友——一位资深编辑为我送来了及时雨，问我对翻译一本 PTSD 方面的外版书有没有兴趣，见到原版书以后，不由眼前一亮，感觉这正是我一直在寻觅的书。特别感谢王京生教授，他在看完本书后，帮我一锤定音！

　　虽然相关的译著国内也出版了一些，但是像本书这样内容适中，通俗易懂，读练一体，医患皆宜的，应该在同类书中独树一帜！全书共分为八章，前两章分别是 PTSD 与循证治疗方法的概述，从第三章开始，逐一讨论了如何管理侵入性症状、回避行为、负性思维与信念、情绪和行为反应、躯体反应等，最后一章，即第八章是疗效的巩固与发展，防止创伤复发与新发。本书从一开始就提供了一个路线图，所以讲述脉络清晰，首尾相连，读起来一气呵成。章节的结构基本上是由具体内容、案例介绍、任务与练习清单、章节要点、下一步计划等五部分构成，环环相扣，读完后就如同体验了一趟流畅的疗愈之旅！

正如作者所言：当你读到这本书的结尾时会感觉越来越好！

怀着将该书推荐给国内读者的迫切希望，我立即开始组建翻译团队，与国家地震救援训练基地负责救援心理教学的刘本帅老师一拍即合，成为共同主译。与此同时，有着二十年国际救援队工作经验的陈金宏与彭碧波两位重量级人物的加盟，两家单位领导的大力支持，使本书的翻译成为可能！在将近八个月的翻译工作中，团队成员分工合作，按照信、达、雅的原则，既要力求准确表达原著的意义，还要符合国内读者的阅读习惯，在两者之间反复寻找平衡，数易其稿。希望该书中文版的面世，与原版书作者詹妮弗·休斯女士的初衷一样，为本领域的专业工作者与研究者，以及所有创伤经历者提供行之有效的帮助，特别是在当前疫情时有反复期间！

由于临床工作繁忙，今年执行各种任务较多，未能充分享受到逐字逐句反复推敲，两句三年的翻译乐趣，我的完美主义没有得到实现，这个序言也是在方舱内挤出时间完成的。再加上译者个人能力所限，在翻译过程中难免会有纰漏或不当之处，敬请读者批评指正！带着这样的遗憾，如同本书每章最后部分一样，我开始计划下一步还能再做些什么了。汶川抗震救灾经历带给我做事的动力，可能会促使我在这方面一直努力下去了！

肖利军

2022 年 12 月 6 日

本书使用说明

　　读过这本书后，就会知道我们将采取循序渐进的方法来治愈你的创伤。

　　我们将从创伤后应激障碍的定义，以及它对你生活的影响方式开始。接着展开对创伤和创伤后应激障碍最常见的循证疗法的讨论，包括认知行为、基于暴露和躯体治疗的治疗方法。然后，我们将探讨创伤和创伤后应激障碍是如何影响你的行为、身体、情绪和思维的，并通过制定一个可持续的计划来巩固你阅读本书所取得的进步。

　　本书中提供的信息和练习要一步步来，不要急于求成。无论你是想一步到位，还是放长线慢慢来，我都鼓励你找到一个合适的节奏，并努力坚持下去。每个练习都可以直接在本指导手册中完成，或在单独的日志中完成。

　　如果你想一次搞定本书内容，那就听从你的内心吧。这需要做好计划，主要是如何全身心投入阅读与练习，以及时间如何合理分配，这才能集中精力完成，而且不会很快失去兴趣。而所谓的"拖延症者"（包括我在内），则可能需要预先安排阅读计划来完成每个章节，以确保你一直处于阅读进程当中。当我准备心理学执业考试时，我使用了这个策略——我预先安排好每天要学习的内容，所以我仍然可以有去参加超级星期日、爵士音乐节和法国区节的时间，所有这些都是新奥尔良重要的节日。不管你决定采取哪种阅读策略，都要有与之相应的计划来实现。

　　虽然本书提供的信息和练习将对你的治疗过程非常有帮助，但更重要的是要掌握联系专业创伤治疗师的时机。创伤经历者经常会出现愤怒、恐惧、无助和羞耻感，当这些情绪加重变成焦虑、悲伤或抑郁和无望时，就该寻求更专业的帮助了。为任何心理健康问题寻求治疗都不应该有什么病耻感。第二章更深入地介绍了创伤和创伤后应激障碍的循证治疗，并讨论了当你觉得需要的时候如何找到合适的创伤治疗师。尽管我希望这本书会很有帮助，它永远也无法取代由训练有素的专业人员进行循证治疗的路径。

请记住，从创伤和创伤后应激障碍中走出来需要一段时间。要允许自己有各种各样的感受，有美好的日子和糟糕的日子。是你的创伤把你带到了目前的状况，所以想象一下当过去不再困扰你时，你的生活会是什么样子。我鼓励你去想象一下，这个治疗之旅结束时，你的生活将会是什么样子。鼓励自己为这个可实现的梦想而奋斗，因为你可以这样做！

目录

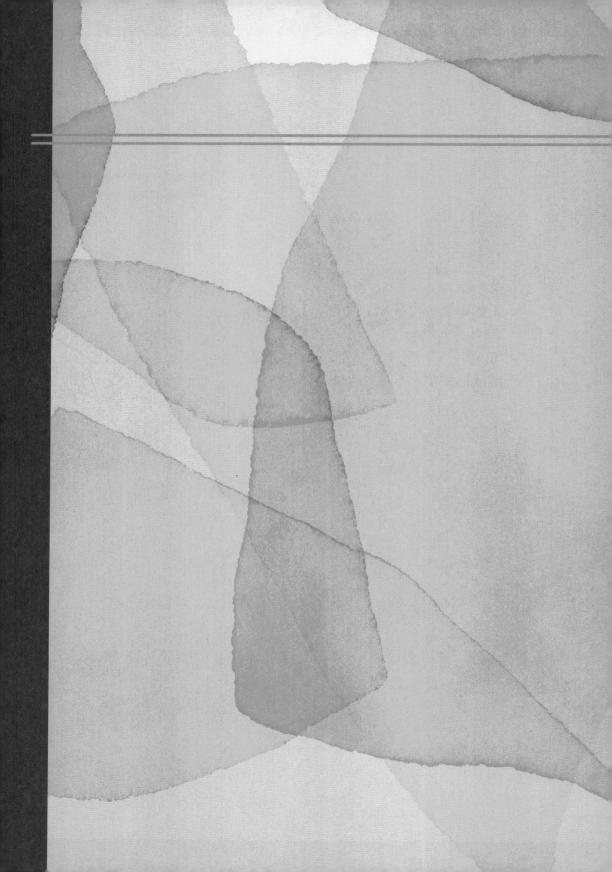

第一章

了解创伤后应激障碍

克服创伤和创伤后应激障碍 (PTSD) 的第一步，是理解这些术语的含义以及它们会对你产生什么样的影响。了解你自己在应对创伤后应激障碍或是其他类型创伤时的反应，将有助于你确定你的治疗将从哪里开始。对很多人来说，用语言来描述他们在创伤事件后的经历，就会启动他们克服创伤的能力，因为他们不再感到孤独。本章给出了创伤的定义，并帮助你了解创伤事件导致或不会导致创伤后应激障碍的机制。你会了解到，你的身心对创伤的反应是面对非正常经历的正常反应。以上这些信息贯穿本书，它们是学会应对创伤的技能和干预的基础，能在你的治疗之旅中起到指导作用。

我在黑暗中总算熬过了这段时间。
现在我有了答案，我能找到出去的路。

创伤的定义

在开始治愈创伤和创伤后应激障碍之前，首先我们要了解创伤是如何被定义的。许多人认为创伤性经历仅限于虐待、严重伤害或战争，但这些都属于我们所说的重大创伤；从技术意义上来说，这些事件会让你对自己或别人的安全感到担忧。重大创伤可能是直接发生在你自己身上的，比如说袭击，或者是发生在你爱的人身上的可怕事情，比如车祸。这些类型的创伤还包括你作为旁观者或工作的一部分间接目睹的事情，这是急救人员和军人常见的经历。

虽然这些例子看起来显而易见，但对创伤的严格定义忽略了创伤类型之间的巨大差异，更重要的是，它忽略了每个人对事件的独特体验。对这一事件的看法是至关重要的，因为尽管经历一场飓风对我来说可能是一种创伤，但对我的好朋友来说可能会是完全不同的体验，而且她可能不会存在任何持久的心理阴影。

除了这些重大创伤，我们中的许多人都被别人拒绝过，感到没有被爱，或缺乏对他人的归属感，这些经历可能会造成情感上的痛苦，但我们不愿称之为"创伤"，因为没有人受到严重伤害或死亡，以上这些我们称之为微小创伤。讨论微小创伤很有必要，因为作为我们对自己、他人和世界的信仰的基础，它们通常在生命早期就开始对我们产生影响了。

无论你是为了应对重大创伤还是微小创伤，或者两者的任何组合，你都需要读这本书，因为一次或多次压力经历会对你的生活产生持久的影响。压力和创伤是两个经常可以互换使用的概念，虽然它们肯定是相关的，但也有明显的区别。根据定义，创伤是发生在你身上的事情，压力是大脑和身体应对生活挑战的自然反应。

压力被定义为扰乱我们平衡或平静的东西，可以由一个事件引起的，让人感到心烦，因为常常让我们偏离了方向。同样，我们在面临新的选择时也会有一定的压力。就像创伤一样，压力对我们每个人都有不同的影响，如果压力持续时间很长或足够强烈，它可能会导致创伤反应。压力理论的创始人汉斯·塞尔耶（Hans Selye）有句名言："压垮我们的不是压力，而是我们对压力的反应。"因此在本书中，我们将着重解释压力和创伤性事件的影响以及身体对它们的反应。

创伤后应激障碍（PTSD）

创伤后应激障碍（post-traumatic stress disorder，PTSD）是指当一个人无法处理创伤并将其融入他们对自己、他人和世界的信念时，大脑和身体发生的反应。《精神疾病诊断与统计手册》第五版（DSM-5）是美国所有精神健康工作者在诊断精神疾病时使用的书，PTSD 就是其中的一种疾病名称。诊断是精神健康治疗的一个重要部分，因为它可以帮助医务工作者快速与其他同行或同事沟通患者的情况。然而在临床实践中，诊断并不总是能全面反映人们的经历，尤其是在创伤后的生存质量方面。

DSM-5 对创伤暴露有明确定义，要被诊断为 PTSD，必须经历过"实际或威胁的死亡、严重伤害或性暴力"或反复接触过此类事件，这在急救人员和军人中很常见。遗憾的是，PTSD 的定义忽略了大多数微小创伤，因为根据定义，这些微小创伤不涉及身体伤害。DSM-5 确实有创伤和应激源相关疾病的诊断，这些诊断涵盖了微小创伤，本章后面将讨论这些诊断。在本手册中，我交替使用"创伤后应激障碍"和"创伤"，因为微小创伤后出现的症状与重大创伤后出现的症状一样具有致残性，所以这两种症状都使用相同的循证方案进行治疗。

大脑和身体只有获得必要的帮助和支持，才能处理好导致这些症状的生活事件，否则创伤和创伤后应激障碍症状会使人变得萎靡不振。这种帮助可能是正式的，比如循证创伤治疗；也可能是非正式的，比如爱人的支持。你需要什么支持来战胜创伤，首先要了解创伤的自然反应，这样就可以判断你的大脑和身体是正在恢复，还是正在发展为 PTSD 或其他创伤相关疾病。

为了帮助你理解创伤后应激障碍（PTSD）和创伤后应激或创伤反应之间的区别，想象你正站在一个街角，等待信号灯改变，准备过马路。这时绿灯亮了，你边给你的朋友发短信，边心不在焉地准备过马路。突然，你用眼角的余光看到一辆汽车全速向你驶来，你连想都没想就跳了回去，几乎差点就撞上了。这让你感到震惊和恐惧，现在你处于高度警惕状态，一直在闪回刚才发生的一切。你可能会责备自己，过马路时发短信是多么愚蠢，甚至当你已经穿过了马路，还一直在看两边，总觉得周围可能会有汽车和司机向你驶过来。这是对这种突发情况的一种正常反应——你的大脑产生了"战斗－逃跑－冻结"反应，这种反应使你的大脑和身体启动了生存本能模式。在接下来的几次穿过繁忙的街道时，你可能会继续感到有点紧张——这还属于对恐惧或压力的正常反应。但是如果这种感觉持续一个月或更长时间，并且影响了你的生活，可能就是PTSD的开始。可怕的事情有可能发生在我们所有人身上，是否能从中恢复并不是评判我们是否足够优秀、足够强大或足够有能力的标准。可以帮助人们从PTSD中恢复的方法有多种，如果你能有机会阅读这本手册，就意味着你正走在恢复的正确道路上。

经历创伤性事件是很常见的。当今最重要的相关研究之一是儿童不良经历（ACE）研究。在这项研究中，加州凯撒永久医疗机构的研究人员调查了17 000多名定期接受初级保健的患者，他们在童年时期的潜在创伤经历包括：被虐待和被忽视、父母离婚、遭受家庭暴力和药物滥用。这项研究发现，61%的受调查成年人至少报告了一个ACE，几乎六分之一的成年人报告了四个或更多ACE。这项研究不仅能帮助我们了解了童年时期的创伤经历是多么常见，而且还让我们知道，创伤和创伤后应激障碍与以后生活中的许多问题有关，包括教育、身心健康以及就业机会。

提及ACE研究中的被调查者童年所有创伤经历时，你可能会问，为什么并不是每个经历创伤都会患PTSD？因为创伤的影响机制是复杂的，它不会以同样的方式伤及每个经历者。美国共病再调查（NCS–R）发现，有一半的美国成年人在一生中至少经历过一次潜在的创伤事件，然而在同一年里这项研究持续报告，只有3.6%的受调查成年人确诊患有PTSD，女性患病率（5.2%）高于男性（1.8%）。这项研究只说明了人们在遭受创伤后发生符合DSM-5诊断标准的PTSD的发生率，但这些数字并没有讲清创伤如何影响人们生活的全部情况。无论如何，他们的发现至少证实了两点：第一点是可怕的事件对人的影响是不同的，第二点是大多数人会从创伤中恢复。明确第二点非常重要——如果大多数人不能从创伤中恢复，那么我们可能会有超过50%～60%的美国人口患有严重的创伤后应激障碍！

<u>常见症状</u>

　　创伤症状以多种方式影响我们的思维、情感和行为。以下部分将简要描述 PTSD 的症状，帮助你进一步了解创伤是如何影响生活的。

侵入性症状（一个或多个）

☐　想到创伤时感到非常难过

☐　感觉创伤再次发生的闪回

☐　关于创伤的噩梦

☐　想起创伤时，强烈的身体反应（心脏剧烈跳动、呼吸困难）

☐　控制不住地去回想创伤

回避（一个或多个）

☐　避免提及创伤（对话、人物、地点）

☐　试图避免与创伤有关的想法或感觉

消极的认知和情绪（两个或更多）

☐　将创伤归咎于自己或他人

☐　难以体验积极情绪，如幸福或爱

☐　感觉与所爱的人分离

☐　对自己（"这是我的错"）；其他人（"我不能相信任何人"），和／或世界（"世界是危险的"）的负面看法

☐　强烈的愤怒、恐惧、内疚或羞耻感

☐　总被创伤中的重要事件所困扰

过度警觉（两个或更多）

☐　注意力不集中

☐　感到紧张或容易受惊

☐　过度警惕——总是环顾四周

☐　易怒行为或愤怒爆发

☐　入睡或保持充足睡眠有困难

☐　鲁莽或自我毁灭的行为

自我评估练习

阅读了前面列出的症状之后，你可能想知道你是否可以被诊断为 PTSD。虽然正式诊断需要有执业资质的精神科医生面诊，但在这里我可以指导你做一个练习，以帮助你更好地了解创伤可能会如何影响你的生活的。请记住，你可能不会经历所有这些症状，因为创伤和创伤后应激障碍对每个人的影响都是不同的。

首先，想想现在最困扰你的创伤，这可能是一个重大或微小创伤。如果你曾经历过多个创伤，尽量挑选最糟糕的事件，然后马上回顾你的整个创伤事件对你有何影响。使用第 5 页的症状检查表，标记出至少在过去一个月里困扰你的症状。接下来，查一下在每组你出现了多少个症状。

如果有一个或多个侵入性和回避症状，以及两个或多个消极认知 / 情绪和过度警觉症状，才符合 DSM-5 的诊断标准。对照症状检查表数一下，如果你符合这些标准，你很有可能患有 PTSD（同样必须由精神科医生进行正式诊断）。如果你没有所有的症状，或者症状没有持续至少一个月，那就稍后再讨论这可能意味着什么。无论你是否符合所有 PTSD 诊断标准，请记住，你正在使用本手册学习如何克服你在生活中经历的创伤。无论你的诊断是什么，你在这里学到的技能和信息都会很有帮助。

哪些人的风险更高?

虽然我们无法预测谁会在一个创伤性事件后发展为 PTSD，但我们确实知道有些人可能有更大的风险。例如，女性比男性更有可能出现 PTSD 症状，经历过童年创伤的个体更可能发展为 PTSD。与某种创伤相关的危险因素包括：经历过自然灾害或战争等危险事件，以及在创伤发生时受了伤。创伤后应激障碍与是否得到了社会支持有密切的联系: 没有得到良好的社会支持的人患创伤后应激障碍的风险更大，因为他们没有和其他人倾诉创伤反应的机会。有其他精神心理问题、药物滥用，生活中有其他主要压力源的人在经历创伤后也更有可能患上 PTSD。

即使你有前面列出的危险因素也不要灰心，因为我们知道有许多保护因素可以防止人们发展为 PTSD。正如缺乏支持是一个危险因素一样，即使只有一名支持者的人也不太可能患上 PTSD。但是在某些情况下，遭受创伤可能会让我们感到完全孤立无援，在这种情况下，找到一个社会支持小组或受过培训的创伤治疗师来指导你完成恢复过程可能会起到保护作用。健康的应对方式，如适当的饮食、适度的锻炼和冥想等，也可以非常有效地预防 PTSD，如果能坚持定期练习，可以帮助遭受创伤者巩固所取得的进步。

	创伤反应	创伤后应激障碍
常见原因	重大或微小创伤	重大创伤
常见症状	出现创伤后应激障碍的任何症状	出现至少一种侵入性和回避症状，至少两种消极认知和过度警觉症状
症状持续时间	创伤后持续大于或不到 30 天	创伤后持续 30 天或更久
严重程度	轻度到中度，造成一些功能障碍	中度至重度，导致严重功能损害

精神、身体和创伤后应激障碍

尽管创伤后应激障碍被归类为一种精神障碍,但潜在的创伤经历确实会影响到我们的大脑和躯体健康。创伤后应激障碍是由让你感到非常害怕的事情引起的。这会导致你的大脑进入"战斗－逃跑－冻结"反应,然后让你的身体进入生存应激模式。这些反应可以是显而易见的,比如对抗攻击者;或者是更微妙的反应,比如学习如何避免被父母吼叫。接下来,我将更详细地介绍每种类型的反应,为你提供更多的背景知识,让你了解自己的大脑和身体会对创伤做出哪些反应。

大脑会发生什么反应?

暴露在创伤中时,大脑会进入"战斗－逃跑－冻结"反应,帮助你在任何有威胁的情况下生存下来。这种无意识的反应始于杏仁核——大脑的"恐惧中心"。当杏仁核感觉到你处于危险之中时,它就会向下丘脑发送一个信号,而下丘脑负责与自主神经系统 (ANS) 进行通信。ANS 分为交感神经系统和副交感神经系统两个部分。了解这一点很重要,如果你需要战斗或逃跑,你的交感神经系统会负责接管;如果冻结反应更有可能帮助你生存,副交感神经系统就会被触发。你是战斗、逃跑还是冻结取决于威胁的类型。如果我在森林里徒步旅行,遇到一头美洲狮,我的大脑可能不会告诉我要与它战斗,因为我永远不会赢。大脑很可能会告诉我马上逃跑,激活我的交感神经系统,或者告诉我静止,启动我的副交感神经系统。

一个有效的"战斗－逃跑－冻结"反应发生时大多是无意识的,因为从大脑发育顺序上来讲,控制反应区域要比意识与思维区域原始得多。这种生存反应的一个重要机制是,当生命处于危险状态时,大脑皮层,或者你想象中的大脑所有灰色脑沟回,基本上都处于离线状态,因为它处理信息需要很长时间。如果发现美洲狮后是我的大脑皮层负责处理的话,它要例行计算每一个可能的场景,还没等到它计算完所有选项,那只"大猫"早就把我吃掉了!一旦控制反应脑区成功地将危险传递给你的身体，并且你在创伤中幸存下来，你的大脑皮层就会恢复在线，帮助你思考发生了什么，并处理这些想法和感觉。如果能完成这个整合过程，你患 PTSD 的几率就要低得多。不幸的是，这一整合过程很容易被打断，尤其是当你在处理持续的创伤或在一生中经历过许多不同类型的创伤时。

身体会发生什么反应?

一旦你的大脑开始出现"战斗－逃跑－冻结"反应，你的身体就会迅速启动。大脑发出的信号告诉你身体的不同部位做出反应，这取决于被触发的是交感神经系统还是副交感神经系统。以下是你身体对创伤的主要反应方式:

眼睛和耳朵

► 瞳孔扩大，让更多的光线进入，这样你就能看得更清楚。

► 听力变得更加敏锐，因为能够听到针掉落的声音可以挽救你的生命。

手和脚

► 当血液被输送到四肢肌肉时，你的手和脚可能会变冷，因为你的身体正在确保你的主要肌肉获得最大的能量。

► 你可能会开始出汗，或者起鸡皮疙瘩，感觉很冷。

心肺

► 你的心率加快，这样可以让更多的血液泵到全身，但更多会到手臂和腿，如果你需要战斗或逃跑的话。

► 心率的增加也会导致呼吸频率的增加,因此血液中的氧气会增加。如果触发了冻结反应，你可能会屏住呼吸或呼吸缓慢。

疼痛感知

► 在这种生存反应中，你对疼痛的感知会降低，这样即使受伤，你也可以继续做出反应。

就像创伤后应激障碍的症状一样，并不是所有的人在遇到威胁时都会出现前面列表中的身体反应。每个人对创伤的反应都有所不同，你甚至可能没有意识到你的身体正在以某种方式做出反应。当威胁消失，你的大脑皮层恢复正常后，你的身体通常会在1小时内恢复到其功能的基线水平。然而，如果你正在处理持续的慢性创伤，你的身体可能会继续保持高度警惕，这可能会导致其他长期的身体健康问题。

许多作品中并不讨论生存反应中的冻结反应，即使讨论，也被视为一种"弱"反应。我们将在本手册后面的章节更深入地讨论这个问题。我要强调的是，冻结反应是对创伤至关重要的和挽救生命的反应，而且绝不会让人软弱。当我遇到那只美洲狮时，如果我的大脑没有冻结反应的选择，我很容易就会死去。"战斗－逃跑－冻结"反应在很大程度上是无意识的，因此，即使我们相信自己在压力或创伤事件中处于理智状态，为了生存，我们的大脑和身体中也必须"暗中"发生很多反应，我们甚至有时不可能意识到它们的存在。

发现你身体的创伤

现在回想一下你的身体对压力和创伤是怎样反应的。你的身体会记得你的创伤，即使你的意识不记得。使用对创伤的常见身体反应列表作为指南（见第9页），想想当你感到压力或想起创伤时，你的身体会发生什么。尽可能多地写下一些东西，这样你就可以开始利用这些身体反应作为提示，告诉你什么时候应该使用在本手册中学习到的健康应对技能。

_____

_____

_____

_____

_____

其他创伤反应

创伤后应激障碍的诊断并不能反映创伤对你的所有影响。创伤后应激障碍仅适用于创伤事件后持续至少 30 天的症状。创伤后应激障碍症状是对创伤的正常反应,但这些症状可能在早期非常严重,干扰了你的正常生活。这种发生在早期的创伤反应,称为急性应激障碍。另一项重要的诊断是创伤和应激源相关障碍,通常用于描述微小创伤引起的疼痛和痛苦。

复杂的创伤后应激障碍虽然不是 DSM-5 的正式诊断,却是一个非常重要的概念,有助于理解长期和反复的创伤对我们的影响。复杂的创伤史会对人际关系、安全感和信任感,以及对控制力的需求产生深远的影响。有时同时被诊断为 PTSD 和另一种疾病也是很常见的,我们称之为共病诊断。最常见的共病诊断是抑郁和焦虑,饮食失调、强迫症和药物滥用障碍也很常见。创伤后应激障碍和共病障碍治疗通常是一起进行的,所以找到一位既有创伤后应激障碍治疗经验又有其他疾病诊断经验的精神卫生专家是非常重要的,这样你就可以得到一套全面、整体的康复方案。

玛丽亚的故事

玛丽亚是一名 24 岁的女性，她正处于严重焦虑状态。她最近在一家酒吧目睹了一场惨重的打斗，从那以后，每当她和朋友意见不一致时，她都担心冲突会演变成肢体冲突，她会受伤。

玛丽亚是她家里五个孩子中的老大，在她的成长过程中，她是母亲和弟弟妹妹们的主要支持者。她的父母经常为了钱而争吵，但从来没有人使用过暴力。随着玛丽亚的长大，每当家人互相生气时，她都会感到非常焦虑，但她始终不明白这为什么会让她如此烦恼。除了父母吵架外，她认为自己有一个完美的童年！父母花了很多时间陪玛丽亚和她的兄弟姐妹，全家一起去旅行，家人总是共同观看她的足球比赛等。

三个月前，玛丽亚和朋友们在一家酒吧里聚会，隔壁桌子的两位顾客开始争吵。起初，在场的每个人都没太在意这场冲突，直到这两个男子开始互殴，结果两人都受了重伤。玛丽亚的衬衫和裤子都被溅上了血，打斗发生时，她是第一个拨打 911 的人。尽管玛丽亚不认识那两个打架的人，但自那以后她就总做关于父母打架的噩梦。每当她的朋友提高声音说话时，她都会觉得心跳加快，呼吸也会出现问题。玛丽亚总是对人与人之间的分歧十分警觉，担心它们随时会演变成身体暴力。她感到非常困惑，因为不知为什么这会让她如此焦虑。

玛丽亚找到了一位专门治疗创伤的治疗师。她的治疗师告诉她，早期的童年经历会对她的生活产生持久的影响。玛丽亚明白了，尽管她的父母从未发生过肢体冲突，但看到他们争吵可能会让她产生得不到保护时的不安全感。当她目睹了那场酒吧斗殴，衣服沾上了血，就可能引发了那些她从小就无法处理的情绪，导致出现了创伤症状，让她在目前的人际关系中感到不安全。

自我康复技能练习

　　现在你已经了解了创伤和创伤后应激障碍，也许你可能会对未来的不确定性感到一些恐惧或焦虑。包括你已经开始阅读本书的时候，可能还在对如何解决可怕的和压迫感十足的事件充满疑虑，这些反应都是正常的。事实上，阅读与PTSD有关的内容就足以提醒你想起自己的创伤，让你感到紧张或不安。

　　创伤疗愈工作中最有效的治愈创伤的一种方法就是发展基本技能，帮助你回到当下，与此时此地连接。充分利用你的感官是实现这种联系的一种很好的方式。你附近有没有能闻到香味的东西？或者你最喜欢的一幅画或一件你可以自己描述的艺术品？也许你可以触摸一条柔软的毯子，或者听一首你最喜欢的歌。在这一刻，如何发挥你的感官作用完全取决于你自己。充分接纳这一短暂的自我照顾时刻，这样你就可以开始建立一个自己可管理的疗愈技能工具包，在你感到被创伤触发时使用。

今天，我决心开始自己的康复之旅。
旅途中，我要仔细去感受我的情绪，
并关心我的思想和身体。

本章要点

▶ 创伤有多种形式,对他人来说可能是创伤的事情不一定会对你的生活产生持久的影响。无论你目前的挣扎是源于重大创伤还是微小创伤,你的感觉都是对非正常事件的正常反应。

▶ 在美国,至少有50%～60%的成年人经历过某种类型的创伤。只有大约4%的美国成年人报告有PTSD症状;创伤对每个人的影响各不相同,大多经历者可以克服创伤。

▶ 如果你是女性,或者你经历过或目睹过暴力创伤,那么你患PTSD的风险可能更大。在经历创伤后至少要有一个人可以依靠,这有助于预防创伤后应激障碍。

▶ 创伤会影响大脑和身体,当"战斗－逃跑－冻结"反应开始时,情绪、大脑和身体会一起做出各自的应对反应。

▶ 作为一种诊断,创伤后应激障碍一词并不能表达创伤是如何影响我们的情绪的。有时,你在潜在创伤事件后的反应可以更好地用急性应激障碍、复杂PTSD或创伤或应激源相关障碍来解释。

当你回顾你的创伤史时,你觉得重大和微小创伤对你现在的生活有什么影响?

_____

_____

_____

_____

哪些因素可能使你更容易出现创伤或 PTSD 症状?

_____

_____

_____

_____

下一步

　　一次获取大量信息可能会使你难以记住本手册中的要点或了解如何使用本手册中的信息。回顾该章节的要点（见第 14 页），通过以下步骤开始构建康复工具包:

　　读完本手册后，你希望在生活中看到哪些变化? 写下你的前三个目标。

1. _____
2. _____
3. _____

▶　如果你想更多地了解创伤和 PTSD 症状对你的影响，请填写第 5 页 DSM–5 评估的 PTSD 症状检查表。你也可以在全部阅读完本手册后完成此评估，查看一下你的症状发生了怎样的变化。

▶　继续进行第 13 页的基础练习，仔细体会它对你的情绪以及你的创伤和创伤后应激障碍的身体体验有什么影响。

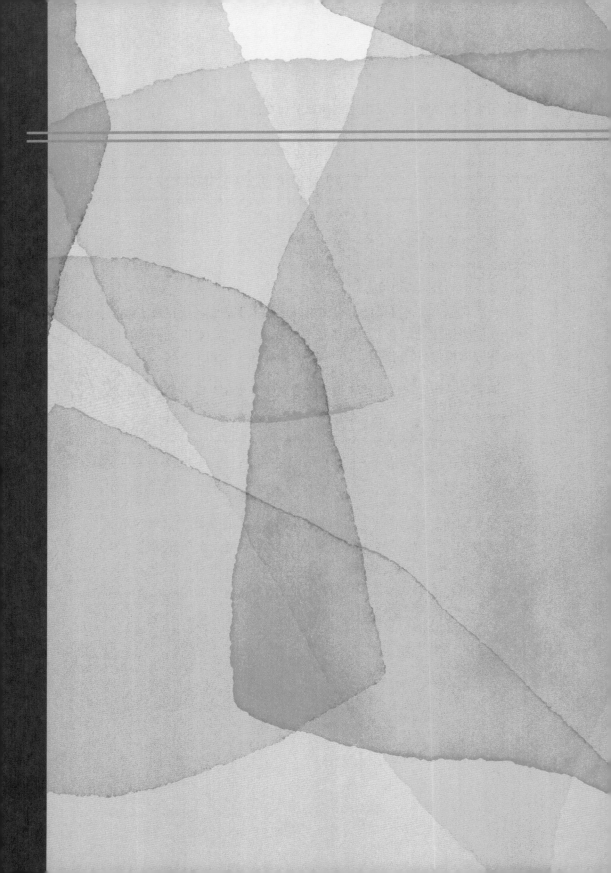

第二章

治疗创伤后应激障碍

在这章中，我将介绍治疗创伤和创伤后应激障碍最常见的方法。本书非常重视**循证治疗**，这意味着你将学习到不但能帮助人们治愈创伤，而且是经过科学验证的安全有效的治疗方法。作为一名创伤心理治疗师，我力求做到通过每天的工作，帮助患者逐渐好转，而这种基于循证的治疗方法才能使治愈成为可能。本章所述治疗方法必须由训练有素的精神与心理健康专业人员操作完成。要找到一个能让你觉得有安全感的治疗师很难，如果你正在做创伤康复，那就更难。我的目标是让你对创伤治疗有一个大致的了解， 这样就可以摸索那些能让你产生共鸣的治疗方法，并找到一个训练有素且适合你的治疗师帮助指导你的康复。

我现在会受伤，但我不会永远受伤。

我足智多谋，定会度过。

了解治疗方案

　　每个人的创伤之旅都会有所不同，无论是在创伤经历的种类上，还是在最有帮助的治疗方式上。治疗创伤和创伤后应激障碍没有单一的方法，作为患者，一开始会感到不知所措。治疗最好的起点是针对目前导致你最痛苦的症状进行干预，同时帮助你找到痛苦的根本原因从而治愈。这本指导手册将通过向你介绍各种应对和治疗创伤的循证方法，来帮助你完成这个过程。

　　假设你真的在为"这个世界很危险"的信念而挣扎，而且你难以摆脱这个消极的思维循环，认知疗法，例如认知加工疗法，可能会帮助你学习如何分析与创伤相关的信念并改变它们，从而减少痛苦。但是，如果你因为创伤史而出现回避行为，那么延长暴露疗法等可能是更好的方法，它可以帮助你与这些情绪联系起来，让自己以安全的方式感受它们。或者，如果你注意到当前生活中的挣扎似乎总是与早期的压力经历有关，那么眼动脱敏再加工 (EMDR) 可能是一个不错的选择。无论你在哪里开始接受训练有素的治疗师的指导，如果你发现有更适合的其他治疗方法，你可以随时做出最佳选择。

认知行为疗法

　　以应对创伤为中心的认知行为疗法（TF-CBT），是一种从认知行为疗法 (CBT) 发展而来的干预措施。CBT 既是一种疗法，也是一种描述我们的思想、感受和行为如何联系起来的方式。根据 CBT 理论，如果我们有消极的想法，就会感受到消极的情绪，然后会做出可能产生不良后果的行为。在 TF-CBT 中，训练有素的治疗师首先教来访者有关创伤和 PTSD 的知识；接下来，来访者去发展应对技巧，以帮助他们处理因创伤而产生的强烈情绪和其他问题；最后，来访者和治疗师共同开发创伤叙事方法来处理创伤记忆，并帮助来访者识别他们对创伤的无益思考方式。当对儿童和青少年进行 TF-CBT 时，父母通常会参与帮助他们的孩子，并学习如何在治疗结束后帮助他们的孩子继续康复。

认知加工疗法

由 CBT 开发的另一种治疗方法是认知加工疗法 (CPT)。这种治疗方法主要关注创伤如何影响你对自己、他人和世界的看法和信念。在 CPT 中，你首先与你的治疗师一起写下你认为最痛苦的创伤发生在你身上的原因。这可以帮助你和你的治疗师识别与创伤相关的信念，称为卡点。这些关于你的创伤信念或想法通常是无益或不现实的，但会不断出现，让你陷入创伤。例如，如果认为你的创伤来源于自身的失误，你和你的治疗师做的第一件事就是追溯触发这种想法的场景以及当时的感受。然后，开始通过检查支持和反对它的证据，来质疑这种信念。你还可以学习如何快速认识到某个想法实际上是一个卡点的事实。

这些思考和分析技术可使你能够澄清与创伤相关的信念，恢复理性认知。哪怕你在以后被提及创伤时也足以应对。

延长暴露疗法

延长暴露疗法（PE）采用更具行为化的方法来治疗 PTSD。对于那些由于被创伤记忆一直困扰着的来访者，我经常会推荐这种干预措施，因为 PE 是一种与你的治疗师携手，以安全的方式面对创伤记忆，逐渐处理创伤的方法。

PE 的第一部分是想象暴露。在此治疗期间，来访者和治疗师会多次回顾创伤记忆的细节，以帮助来访者的大脑和身体"习惯"这些记忆。治疗目标不是摆脱与创伤记忆相关的负性情绪，而是通过反复的想象暴露，让你的大脑和身体逐渐确信，创伤不会发生，自己是安全的。随着 PE 的起效，来访者通常会开始将记忆描述为另一个故事，甚至说他们对此感到无所谓。

PE 的第二部分是现实暴露。和治疗师一起列出来访者因创伤而回避的现实生活事件清单，例如可能包括不去杂货店以避免与很多人在一起；因担心发生车祸而避免开车；或者因为害怕受伤而从不出家门。练习现实暴露，为你的大脑和身体提供了另一种方式来重新学习哪些东西是安全的，并学习如何以健康的方式应对恐惧和焦虑。

体感疗法

Peter Levine 博士开发了基于"躯体体验"（Somatic Experiencing™，SE）的体感疗法来治疗与"困在"体内方式相关的创伤。他研究了野生动物对压力和创伤的反应，发现它们即使不断受到威胁或暴露在死亡和血腥中，也没有表现出创伤的迹象。他推测这种反应是因为它们的躯体能够在整个战斗－逃离－或冻结反应中转换，最终释放创伤性的压力和能量。而人类在这个过程中经常会被中断，因此创伤仍然停留在细胞水平上。

通过 SE，来访者逐渐接触他们的创伤记忆，同时学会了密切关注他们的身体反应方式。例如，当第一次回忆起一次袭击时，来访者可能会注意到自己的呼吸变得非常浅快，腿和手臂变得僵硬，有要逃跑的感觉。在这些暴露过程中，治疗师帮助来访者在创伤性感受和受情绪调节的躯体体验之间移动，这个过程称为"摆动"。这种躯体和情绪状态之间的移动，可以让身体放松地表达"困在"体内的创伤，同时获得安全感和支持感。

眼动脱敏再加工（EMDR）

眼动脱敏再加工（EMDR）是一种干预措施，可帮助来访者处理影响他们当前功能的先前创伤。EMDR 理论认为，当幸存者无法在创伤事件后经历自然恢复过程时，创伤记忆会卡顿在大脑中，使大脑的帮助愈合部分无法到达。EMDR 使用双边刺激，通常是通过眼球来回运动，以帮助将创伤记忆与大脑的适应性和愈合部分链接起来。EMDR 的双侧刺激帮助来访者停留在当下的同时专注于创伤记忆。眼球运动模仿快速眼动（REM）睡眠，即在睡眠中进行的深度无意识处理的做梦阶段。人们相信，当在 EMDR 中使用双侧眼球运动时，我们可以利用大脑中许多与睡眠相同的深度处理通道。EMDR 与其他疗法相比的独特之处在于，并不是来访者和治疗师之间讨论的见解促进愈合，相反，康复力量来自来访者的内部，因为大脑拥有自我修复的能力。

正念

正念是我们将在本书中讨论的针对创伤和 PTSD 的最后一种循证干预措施。正念被定义为保持当下觉知，不加评判。尽管它不是一种独立的创伤治疗方法，但它是一种非常强大的工具，可以集成本章讨论的任何治疗方法。创伤后最常见的反应之一是回避创伤记忆和提醒的强烈企图。虽然这种回避提供了短期的缓解，但最终会使创伤和 PTSD 变得更糟，因为它向你的大脑证明记忆或提醒实际上是危险的。专注于当下意识的正念练习在创伤康复时非常有用，因为它们教你如何修复你在思考创伤时感受到的情绪和痛苦。

正念练习的方法有很多，但最常见的方法是通过深呼吸练习和引导冥想，练习的重点是教会你如何在放下评判的同时关注当下。这些技术在激活副交感神经系统（能让你平静的生理系统）方面非常有效，它们还用于治疗焦虑症、身体疼痛，甚至耳鸣。通过定期练习，这些技巧会成为你的第二天性，并且在你面临创伤触发时，成为宝贵的可利用保护性资源。

为你找到正确的治疗方法

接受所有的循证治疗方案可能会让人感到不知所措。有时，拥有太多信息可能会使我们"瘫痪"并阻止我们继续前进。因此，我想通过以下练习来帮助你简化对治疗方案的选择。

使用下面的决策树，首先反思你的创伤最困扰你的是什么——创伤记忆还是负性思维？然后，通过决策树中的问题来确定哪些治疗方法可能最有帮助。这个过程不是决定性的，最终将由你与治疗师共同做出决定。我的目标是为你提供一个工具，帮助你综合所有信息，找到目前最适合的治疗方法。

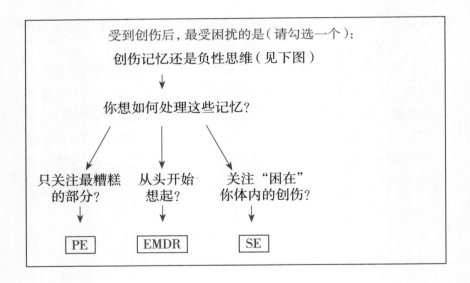

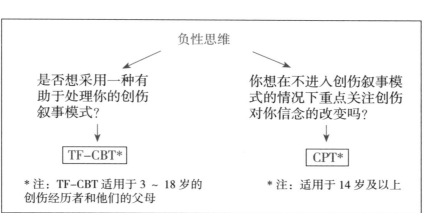

负性思维

是否想采用一种有
助于处理你的创伤
叙事模式?

你想在不进入创伤叙事模
式的情况下重点关注创伤
对你信念的改变吗?

TF–CBT*

CPT*

* 注: TF–CBT 适用于 3 ~ 18 岁的
创伤经历者和他们的父母

* 注: 适用于 14 岁及以上

药物治疗呢?

　　循证心理治疗是治疗创伤和 PTSD 的金标准, 但药物治疗有
时会非常必要, 尤其是症状严重到你无法做诸如离开家或与他人
互动之类的事情时, 因为这让你感到非常恐惧不安。此外, 由
于 PTSD 经常与抑郁症共病, 抑郁症状也会由此加重, 以至于你
不想起床或照顾自己。另一种特别有用的方式就是药物治疗。
FDA 唯一批准用于治疗 PTSD 的药物是帕罗西汀 (Paxil) 和左洛
复 (Zoloft), 这两种药物都是一种称为选择性 5– 羟色胺再摄取
抑制剂 (SSRI) 的抗抑郁药。

　　药物可以帮助缓解你的 PTSD 症状, 这可能是你开始进行循
证心理治疗所需的动力。然而, 一定要记住, 真正治愈创伤和
PTSD 的唯一方法是通过心理治疗, 药物只能提供暂时的缓解。

　　在进行创伤治疗时不推荐使用苯二氮䓬类药物, 包括氯硝西
泮、安定和阿普唑仑等。这些药物通常被用于治疗焦虑和惊恐发
作, 虽然它们有助于缓解强烈的焦虑症状, 但它们会使 PTSD 症
状恶化, 因为它们会成为逃避创伤而不是处理创伤的另一种方式。
如果你已经在服用苯二氮䓬类药物, 强烈建议与你的医生一起安
全地逐渐减少药物用量, 这样你就可以从创伤和 PTSD 中获得持
久的恢复。

开始你的治疗之旅

既然你已经决定开始治愈你的创伤，你可能想知道需要多长时间才能感觉好些。无论你是准备解决大 T（大创伤）还是小 t（小创伤），我都想你明确一点，PTSD 和创伤是可以治愈的！虽然治愈需要时间和耐心，但它最终会让你重新发现自我，被痛苦和苦难遮蔽的自我。本书中的循证实践将提供一个路线图，指导你完成你的康复之旅。尽管开始创伤疗愈工作可能会让人感到恐惧，但请记住，你已经度过了最糟糕的时期，现在你可以收回创伤从你身上偷走的一切。

本指导手册中的路线图从第 3 章开始，教你学习如何管理你面对创伤触发因素时所经历的侵入性记忆、思维和情绪，发展诸如着陆技术之类的技能帮助你学习如何回到当下，哪怕有再次发生创伤一样的感觉也不怕。这些技能将为战胜 PTSD 奠定基础。第 4 章讨论了"回避"，尽量不去想那些让你陷入创伤事情的做法，会给你带来暂时的缓解，但这样做最终会使你的症状变得更糟。"回避"也会阻止你做喜欢做的事情，那些能给你带来快乐的事情。通过学习如何以安全的方式逐渐处理创伤触发因素，你将不再错过有意义的现实体验。

随着你的旅程向前迈进，第 5 章和第 6 章将帮助你了解创伤如何影响你的思维和情绪。第 5 章关注创伤是如何改变你对自己、他人和世界的信念的。我喜欢把这个过程看作是拼图——你必须首先检查所有的想法，它们是碎片化的，这样你就可以确定它们在正确的位置组合在一起。这个过程将帮助你与创伤相关的信念理性化，当你再次面对创伤触发因素时，焦虑和恐惧变得不再像当初那样强烈。

第 6 章将帮助你更好地了解与创伤相关的情绪，并了解在你的创伤经历和当前生活中，你是如何体验战斗 – 逃跑或冻结反应的。在第 3 章中学到的许多技能将在此阶段再次派上用场，但你还将会探索其他情绪调节技巧，以补充你已经发展起来的技能。

第 7 章探讨了创伤如何影响你的身体。创伤，从字面上看，是"扎根"在我们的细胞中的，这就是为什么当你想起你的创伤时，你会感到一些躯体症状，例如心跳加速、头痛和肌肉紧张。 然而，更严重的是创伤的长期影响，我们知道创伤后应激障碍会导致心脏病、肥胖甚至癌症等疾病。为了帮助治愈这些无形的创伤，我们将在第 8 章重点关注可持续和灵活的自我保健实践技能。

你的康复清单

有了现在清晰的康复路线图，你需要做一些准备工作。可以把它想象成为旅行打包，在启程之前确认你拥有你所有需要的东西。我在这里提供了一份清单，以帮助你考虑自己的情感和身体需求。请随意添加其他类别或修改内容，因为这只是一个起点，而不是限制性的列表。

□ 专注于这项重要的创伤治疗工作时间安排（例如，安排自己花费在本指导手册的时间）

□ 一个日记本 / 笔记本和钢笔 / 铅笔，与本指导手册一起使用来完成日记练习

□ 一个安全的地方，来阅读和书写你的指导手册和日记

□ 背景声音舒缓或安静氛围

□ 水和零食

□ 一种最喜欢的蜡烛或精油

□ 一条柔软的毯子或其他舒适的物品

□ 主要的援助者。谁能成为你的领路人？

□ 纸巾（是的，可能会有眼泪，这很正常）

□ 冥想 / 正念应用程序，以帮助你集中注意力（我最喜欢的是洞察力计时器）

□ ＿＿＿＿＿＿＿＿＿＿＿＿

□ ＿＿＿＿＿＿＿＿＿＿＿＿

□ ＿＿＿＿＿＿＿＿＿＿＿＿

寻找合适的援助者

作为你恢复清单（参见第 25 页）的一部分，我要求你指定一名援助者来帮助你完成这一旅程。这可能是一件困难的事情，因为创伤和 PTSD 是非常私人化的，可能涉及羞耻感或内疚感，创伤后感到孤立也很常见，因此当你现在没有人可以去考虑时，被要求寻找援助者可能会让你很沮丧。

我不希望寻找援助者的任务造成过度的压力，但正如我们在第一章中讨论的那样，在我们应对创伤时，支持是保护性和治愈性的因素。如果你有一个援助者，请在此练习中让他们参与。不一定非得寻找一个能完全接得住你的创伤，或完美分享你恢复过程中所有细节的人才行；相反，可以选择一个你通过电话就能顺畅谈论非创伤性问题的人，你和他从嘘寒问暖，谈论天气与运动等一般性的社交互动中也能受益。康复旅途中，当你感到不知所措或需要从康复工作中休息一下时，你就能够从中获得积极的支持。

在下面几行中，首先写下你的援助者姓名，然后集思广益一些你可以与他分享的事情，无论是否与创伤相关，以便你在未来的对话中可以快速开始。

我的援助者是：

_____

我计划与我的援助者讨论以下话题：

_____

_____

_____

_____

可视化冥想你的终极目标

在进入下一章之前，我希望你花一些时间记录对这项工作的目标和意图。本练习将从可视化冥想开始，这可以帮助明确你想从本书中获得什么。

使用你创建的安全场所来完成这项工作，以舒适的姿势坐下或躺下。你可以闭上或睁着眼睛，让你的思绪自由飘荡，想象当创伤不再控制你时的生活会是什么样子。

▶ 你认为自己在做什么事？

▶ 你时间是如何安排的？

▶ 人际关系怎么样？

这个想象可能就像看到自己享受美好的一天一样简单，也可能涉及重大变化，比如搬家或新工作。无论图像是什么，让自己看到和体验尽可能多的细节，这样你就可以开始感受这项技能将如何真正改变你的生活。获得想象场景后，在日记中写下实现这一最终目标所需的步骤。你可以用你选择的任何格式来写它们——用一个列表，或使用段落记述方式都可以，你甚至可以画出在脑海中看到的东西。

——————— 阿尔万的故事———————

阿尔万是一名45岁的男子，已婚并育有四个孩子。他是繁忙城市的一名护理人员，这项工作让他每天都会接触到其他人的创伤事件。

在阿尔万的15年职业生涯中，他曾接到过关于车祸、跌伤、枪支暴力的电话——应有尽有。他一直承认他的工作压力很大，但他从不觉得这会妨碍他享受家庭或做给他带来快乐的事情。然而，他最近在抬担架时背部受伤，这使他失业了三个月。现在他不工作了，失去了由工作给他营造的生活模式，更重要的是，他失去了从医护人员同事那里得到的支持。在过去的七年里，他一直和同样的团队一起工作，现在他再也不能像以往一样和同事谈论他的工作。

由于没有与同事们的定期互动和签到，阿尔万开始感到非常焦虑、易怒和紧张。他经常担心他的配偶和孩子在没有他的情况下离开家时会受到伤害。他也开始回忆他职业生涯中所发生的最糟糕的一些事情，回忆像电影一样在他的脑海中回放。阿尔万感到非常孤独，对自己的反应感到内疚。他不想与职业以外的人分享他可怕的回忆，因为认为他们不是护理人员无法理解他的感受。他也没有联系同事，因为害怕会被他们认作是软弱的表现，从而再也无法重返工作岗位。

阿尔万已经开始大量喝酒以应对孤立的症状和感觉。从晚餐时喝一两杯啤酒开始，但在过去的两周里，情况升级了——他现在每天在咖啡中加入威士忌，一直喝到晚上昏睡。他知道这种行为是不健康的，而且还会让他的背痛变得更糟，但是没有酒精，他无法关闭记忆。阿尔万的配偶提出了他可能患有 PTSD，阿尔万无法接受。他在 15 年的工作生涯中无任何困扰，为什么他现在却没有足够的能力来应对这些困扰呢？

自我保健小贴士

本章重点关注创伤和 PTSD 的循证治疗方案。尽管我的目标是为你注入战胜它们的希望，但你可能会觉得你的大脑只是灌满了学习到的所有知识。请记住：创伤和 PTSD 企图让你回避创伤记忆，只明白这一点便是朝着战胜创伤迈出的一大步！在勇敢推进这项虽然困难但完全可行的实践中，请着重思考本章中让你看到希望的部分。将这种从困难中看到希望的条件反射与一分钟的缓慢深呼吸相结合，可能会大有裨益。也可以在日记中写下那些给你希望的事情，或者在完成这项工作后，重新想象一下希望自己的生活是什么样的。无论你想写成什么，其核心都指向发自内心的自我悦纳与自我爱护，哪怕只是片刻欢愉也足矣。

我已经准备好了我的治愈之旅。

我可以克服任何挑战，因为我是一个幸存者。

本章要点

▶ 本章推荐了几种针对创伤和 PTSD 的循证治疗方案。尽管你在本书中将学习到许多技能，但如果你决定开始正式的创伤治疗，选择好治疗方法后，找到一位有相关培训经历的治疗师同样重要。

▶ 如何选择"正确"的疗法可能会让人望而生畏，但可以利用一些工具，帮助你决定目前最适合你的治疗方案。

▶ 如果使用得当，药物可以成为心理治疗的有益补充。有一些抗抑郁药被 FDA 批准用于治疗 PTSD。但要达到完全康复，心理治疗才是终极手段。需要注意，不推荐使用苯二氮䓬类药物（如阿普唑仑等）来治疗创伤或 PTSD。

▶ 你有一张康复路线图，这本书将以支持和治愈的方式带你完成每一步。

▶ 在身体和情感上做好准备，将为你在创伤治疗中取得成功康复奠定基础。

在阅读这本书的同时，最好找一名训练有素的治疗师提供帮助。你联系创伤治疗师的时机如何把握？确定需要治疗师提供帮助的两三个目标后即可。

_____

_____

_____

_____

_____

药物治疗的话题专业性较强。如果有问题或想了解更多信息，请写下你的药物治疗相关目标。可以与精神科医生预约一次会面，以了解有关药物的更多信息；或与你当前的治疗医生讨论你的治疗计划中关于药物的内容。

_____

_____

_____

_____

下一步

准备好你在阅读本书时将使用到的重要物品。

► 确保这次康复之旅所需的所有物品都在你的安全空间内，这样你一坐下来就可以开始工作了。

► 特别注意在这个空间里要有让人放松和滋养的条件设置，因为创伤治疗过程会打开你交感神经系统，这些设置将有助于调节你的身心。

告诉你的援助者，他们在你康复中的作用。

► 如果想与援助者分享有关创伤和 PTSD 的想法和感受，告诉他们你的目标会很有帮助。与你的援助者分享在本书中学到的应对技巧也是一个好主意，一旦感到被创伤触发时，他们就可以帮助你使用这些应对技巧。

► 如果你不打算向支持者透露你的创伤，一般来说，不时地通过发送短信或打电话跟他们聊天就是一种很好的沟通方式。

继续练习想象在克服创伤和 PTSD 后如何看待自己，这将增强大脑的治愈能力，使你专注于创伤和 PTSD 的积极的一面！

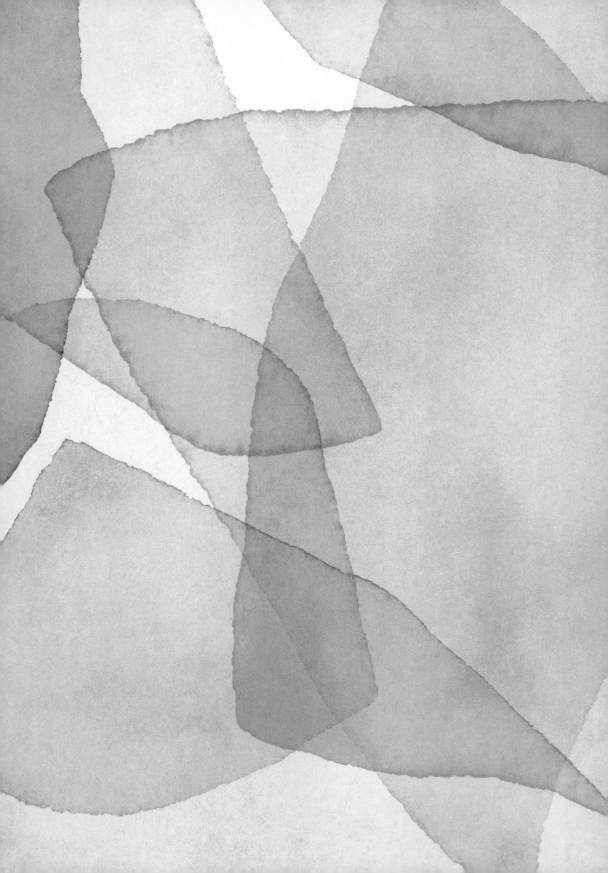

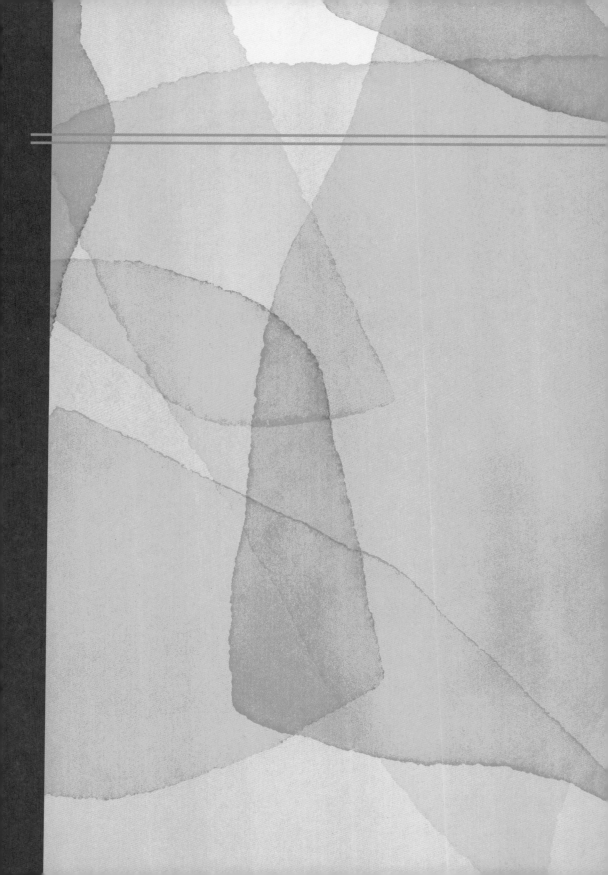

第三章

管理侵入性症状

PTSD 的侵入性症状往往是创伤中幸存者最痛苦的体验。本章首先帮助你了解各种类型的侵入性症状，例如，能够识别出闪回和侵入性记忆之间的差异，将帮助你了解侵入性症状是如何影响你的日常生活的。然后，我们讨论如何使用着陆技术和暴露疗法管理侵入性症状。这是你从 PTSD 中恢复的一个非常重要的部分，因为侵入性症状通常是回避行为的最常见原因，回避行为虽然可以暂时缓解 PTSD，但最终会延长症状，甚至使其更糟。你将在本章中学习的技能将建立在我们已经完成的基础上，以加强你的健康应对方式。

> 没有任何一种感觉会一直存在。我正在学习
> 克服创伤所需要的技能。

了解侵入性症状

我们谈论的"侵入性"症状是什么？过去这些症状被称为"重新体验症状"，因为当它们发生时，你可能会感觉创伤再次发生。侵入性症状在创伤后非常常见，它们可能是防止同样的创伤再次发生的保护措施。它们还会激活大脑和身体中的"战斗－逃跑或冻结"反应，导致强烈的情绪和身体上的反应。

让我们回到徒步旅行的例子上来吧。如果我真的遇到了一只美洲狮并逃脱了，之后每次我在回家的路上听到树林里的声音，我可能会联想到遭遇美洲狮的场景，提醒我之前逃脱的危险经历。这种场景很可能会伴随着恐惧的情绪反应，以及心率和呼吸增加的生理反应，如果美洲狮真的回来的话，这些反应又会激活我的身体的生存本能。因此，由创伤经历直接导致的侵入性症状可能具有特别的保护作用。

侵入性症状的问题是，它们往往发生在直接威胁消失之后。这些症状有时被认为是 PTSD 的发病诱因。当侵入性记忆发生时，你可能会进入高度警觉状态，并产生强烈的情绪反应（过度兴奋），这可能会导致感到不安全（过度警惕）或不信任（消极认知）。我们将探讨在 DSM-5 中定义的每种侵入性症状，以便你可以回忆一下这些症状群在你的日常生活中是如何出现的。

令人不安的记忆

许多人在创伤事件后会经历**反复出现的、非自愿的和侵入性的记忆**，特别是在创伤后的最初几天。这些记忆可能感觉像是创伤的"快照"，或者像在你脑海中观看这些事件的电影。侵入性记忆可以引发其他生理和心理反应，因为除了侵入性图像外，它们还可以包括创伤发生时的声音、气味和身体感觉。侵入性记忆不同于闪回：在闪回中，有一定程度的分离，即一个人与当下脱节，体验创伤，就好像它真的又发生了一样。

噩梦

噩梦是另一种常见的侵入性症状。它们发生的频率各不相同，但可能非常强烈，有些人会因此患上失眠。当幸存者因为噩梦而害怕睡觉时，就会发生失眠。噩梦也可能会导致不良睡眠习惯的恶性循环。根据 DSM-5，噩梦并不一定是创伤事件的重现。它们也可以是与创伤有关的噩梦，比如你看到创伤发生在别人身上的噩梦。幸运的是，此类噩梦是可以治疗的。通过第二章讨论的一种治疗方法或认知行为疗法治疗失眠和噩梦。

闪回

闪回可能是众所周知的侵入性症状，因为媒体上经常对闪回的症状进行描述，但真正导致分离体验的闪回症状实际上是相当罕见的。当一个战场归来的老兵听到烟花的爆炸声时——爆炸声可能会把他带回到前线的创伤中，以至于老兵不再觉得自己是在客厅里，因为他们大脑又回到了他躲避敌人炮火的那一刻。闪回具有如此的压倒性，以至于许多人描述说，一旦闪回结束后，自己感到身体疲惫。

严重的情绪困扰

任何侵入性症状都有可能引起**强烈或长期的心理困扰**。这些强烈的情绪反应也可以被那些让你想起创伤事件的事情所触发。例如，受虐儿童中的幸存者可能会在看到长相或体态酷似施虐者的人时被触发。这种外部提醒可能包括也可能不包括侵入性记忆，但会带来非常强烈的感觉，如愤怒、焦虑、恐惧等。这些情绪反应如此强烈，以至于有时感觉似乎永远不会结束，这是开始创伤治疗时的常见障碍。我想让你知道，没有感觉会永远持续；我们的身体不能承受任何情绪太久。

<u>生理反应</u>

由于内部或外部创伤提醒而引起的强烈**生理反应**是侵入性症状的最后一种类型。同样，这些都可能与侵入性记忆、强烈的情绪反应、闪回或噩梦一起发生。身体上的反应实际上是不可避免的，因为创伤不仅储存在我们的大脑里，也储存在我们的身体里。例如，当性侵犯幸存者开始与双方同意的伴侣亲密接触时，他 / 她可能会开始重新体验他 / 她在被侵犯时感受到的身体感觉。这些强烈的感觉也可以包括战斗 – 逃跑或冻结反应的任何部分，比如心率和呼吸频率增加。

侵入性症状和我的生活

花点时间反思一下侵入性症状对你的影响。以下列出了每个症状类别。在你所经历的每个症状组旁边打个勾。然后，写下这些症状是如何影响你的生活的。在反思时，考虑一下这些症状是如何导致你错过了对你有现实意义的经历的。

☐　**令人不安的记忆**

影响： _____

_____

_____

_____

_____

_____

□ 噩梦

影响：_____

_____

_____

_____

_____

_____

□ 闪回

影响：_____

_____

_____

_____

_____

_____

□ 严重的情绪困扰

影响：_____

_____

_____

_____

_____

_____

☐　**生理反应**

影响：＿＿＿＿＿＿＿＿＿＿＿＿＿＿＿＿＿＿＿＿
＿＿＿＿＿＿＿＿＿＿＿＿＿＿＿＿＿＿＿＿＿＿＿
＿＿＿＿＿＿＿＿＿＿＿＿＿＿＿＿＿＿＿＿＿＿＿
＿＿＿＿＿＿＿＿＿＿＿＿＿＿＿＿＿＿＿＿＿＿＿
＿＿＿＿＿＿＿＿＿＿＿＿＿＿＿＿＿＿＿＿＿＿＿
＿＿＿＿＿＿＿＿＿＿＿＿＿＿＿＿＿＿＿＿＿＿＿

5-4-3-2-1 着陆

在第一章中，你了解着陆的概念，它可以帮助你回到当下。以下这个练习，被称为 5-4-3-2-1 着陆，也涉及以一种更有条理的方式调动感官反应。 在你开始之前，选择一个舒适的位置，睁大眼睛。然后，按以下方式调动你的五种感官：

五：说出五个你能看到的事物。

四：确定四个你可以触摸的东西（触摸它们，并在心里把它们描述出来）。

三：说出三个你能听到的声音。

二：注意两种你可以闻到的东西（如果需要的话，拿支香薰蜡烛等等）。

一：注意一件你可以品尝的东西（喝一杯水或饮料）。

这种简单的着陆技术可以随时随地使用——甚至没有人知道你在做什么。当你从一场噩梦中醒来，着陆可以帮助你适应周围的环境，这会特别有帮助。你应该在平静的时候进行这些练习，这样当你经历侵入性症状时，你的大脑和身体就会用练习中的平静状态去应对症状。

你的着陆工具箱

有许多类型的着陆练习，通常分为精神、身体和舒缓着陆。在这里，你可以学习每个类别中的各种不同的练习。圈出那些最能够与你产生共鸣的，安排一个时间每天至少练习三次。从理论上讲，它是有帮助的，把这个练习放在你的计划表中，创造一个外部提醒将对你的康复十分有益。

精神着陆练习	身体着陆练习	舒缓着陆练习
详细描述一下你周围的环境。	将你的手放在冷水或温水中。	对自己说点好听的话。
玩一个分类游戏。（你能说出多少支足球队的名字？）	紧紧抓住你的椅子，尽可能用力挤压。	说出你最喜欢的东西（音乐、动物、食物等）。
非常详细地描述一个日常活动。（你怎么制作一个花生酱和果冻三明治？）	把你的脚后跟在地板上转动。	想象一下你最喜欢的人，或者看他们的照片。
在你的生活环境中找到一个物品对应的单词，倒着大声说出字母。	找一个小的着陆物体来陪伴你，就像一块解忧石，当你感到不知所措的时候，你可以触摸到它。	想象一个你感到平静或舒适的地方，并且想象这个地方所有的细节。
非常缓慢数到10或背诵字母表。	慢慢地仔细品尝一些食物，描述所有的味道和质地。	计划一种自我照顾的方式，比如说洗澡，喝茶，或者，吃巧克力或去跑步。

处理侵入性触发因素

来访者通常会来找我寻求帮助，因为噩梦导致的睡眠障碍，以至于他们无法停止思考曾发生在他们身上的可怕的事情，和 / 或持续感到紧张和不安全的感觉。我们在心理学中有一句谚语："一起激发的神经元，连接在一起。"这通常意味着：你的创伤症状对你日常生活的影响越多，你的大脑就越会相信这个世界和人是危险的。遗憾的是，这会导致你错过一些重要的和有意义的人生经历。比如，你内心想要去参加一个你爱的人的生日聚会或婚礼，但是你还是选择了待在家里，因为你的创伤经历让你确信这种聚会不安全。

开始创伤疗愈工作的一个关键是识别创伤，以及确定侵入性症状影响日常生活的方式。许多来访者描述说他们会避免去杂货店、餐馆或其他拥挤的地方，因为那些地方非常容易触发创伤感受，让他们感到不知所措，无法正常工作。帮助人们恢复这些日常活动的最好干预措施是暴露疗法——逐渐面对客观上安全的创伤触发诱因——重新训练，让你的大脑不再回避，重新过上充实的生活。

如果你还记得第二章，延长暴露治疗法（见第 19 页）即与受过培训的治疗师共同进行想象暴露，在疗程之间进行自我暴露。内部暴露可以让你逐渐开始接近因为创伤而避免接触的东西。你是可以完全避开杂货店，因为喧嚣会让你感到压力和不知所措，但这意味着你有可能在送货上多花了不少冤枉钱。你也知道去杂货店在客观上是安全的，那里不太可能发生不好的事情。

杂货店是自我暴露的完美场所，因为我们可以在人少的时候去，比如在清晨或晚上。将这种体内练习与呼吸技术相结合（这些会在后面的练习中学到），可以帮助你管理当你进入商店时所经历的恐惧和恐慌。待在杂货店里，对你的情绪和身体反应比如心率和呼吸进行调节，重新训练和塑造你的大脑，告诉它杂货店是安全的。这种面对创伤诱因的渐进疗法也可以用于你现在因为创伤而回避的大多数事情。但是，请记住，你应该只对客观上安全的事情使用这种暴露技术。

因为创伤是如此的可怕，我经常被问到：什么是客观安全的？一个人如果经历过袭击、车祸或童年虐待，应该如何进行自我暴露？我不想让你认为自己必须暴露于这些事情之中，因为它们显然会再次造成创伤。相反，在后续的练习中，我将告诉你：如何确定因为你的创伤，你应该回避哪些客观上看似安全的活动。你可能会因为发生事故而避免开车，或者你在性侵犯后就没有约会过。也许你避开某些餐馆是因为它们让你想起了童年时的情感虐待，或者你避开一群人是因为他们看起来很像伤害过你的人。这些活动都会被认为是客观上安全的，因为我们可以实际计算出像车祸这样的事件的发生率，并为像约会这样的活动制定安全计划。再说一次，我不希望你为了克服创伤而做任何危险的事情。另外，我们会根据你的情况制定一份安全的活动清单，这些活动是你在创伤发生后要回避的。

腹式呼吸

在制定你的自我暴露活动清单之前，我想教你一种叫作腹式呼吸的深呼吸技术。这有助于你减缓呼吸速度，反过来向你的大脑发送平静的信号，让大脑知道你是安全的。

当你第一次学习这种呼吸技巧时，仰面躺在一个舒适的垫子上是很有帮助的。

▶ 将一只手放在腹部，另一只手放在胸前。

▶ 当你通过鼻子慢慢吸气时，想象一下你正在给你腹部的一个气球充气。你会感觉你腹部的手上升，而你放在胸部的手应该保持相对静止。

▶ 呼气，同时感觉你放在腹部的手随呼吸下沉。

如果你正在努力地采用腹式呼吸，带动你的腹部扩张，试着在你吸气时用腹部肌肉推动你的手，"强迫"你的手抬起来。这会让你的大脑记住这种呼吸是什么感觉。

一旦你已经学会在躺着的时候可以做腹式呼吸，你就可以开始在坐着的时候练习，然后在各种环境下使用这种呼吸方式。每天练习三次，每次练习五分钟，这样当你真正需要它让你的大脑平静下来的时候，这个技能就能得到很好的发挥。记住，我们必须经常练习才能熟练使用！

SUD 量表

在开始自我暴露之前的最后一项准备工作是预判避免暴露活动的痛苦程度。这一信息很重要，因为我们希望你的自我暴露是从中等压力的活动开始。如果我们从你最害怕的事情开始，这种过程经历将呈现压倒性的感觉，以至于你的大脑和身体会进入"战斗－逃跑或冻结"反应，自我暴露也不会有帮助。

我们将使用主观痛苦感觉量表 (Subjective Unites of Distress, SUD) 来给你所列出的活动评分。这个等级的范围从 0 到 10，其中 0 代表平静或宁静，10 代表感觉难以忍受。为了帮助你校准你个人的 SUD 量表，请回想一下代表 0、5 和 10 等级的特定记忆。需要记住的一件事是，5 分是一个健康的和激励人心的痛苦水平。对我来说，公开演讲这件事评分是 5 分，因为我在做演讲前会感到紧张，但这些紧张的神经活动实际上会帮助我保持精力充沛，让我全力以赴地投入到演讲中。

在所提供的横栏上写下每个等级的记忆，以及任何相关的体验细节，比如你所感受到的情绪或当时你的身体里正在发生的情绪反应。

0: _____

_____

_____

5: _____

_____

_____

10: _____

_____

_____

_____

自我暴露等级 SUD 评分

现在你知道了如何使用腹式呼吸来调节创伤反应，并且你有了 SUD 量表评分，是时候开始列出你的自我暴露清单了。

用下面的几行写下任何你因为创伤而回避的事情。一旦你学会了用这个列表，给每个活动一个 SUD 评分（0 到 10）。因为我们希望你的大脑和身体能够早日体验到自我暴露成功的感觉，你可以从你的列表上评分最低的项目开始，然后逐渐进入"高分"项目。

我希望你每天都能进行自我暴露。当你进行自我暴露时，重要的是要坚持下去，直到你的 SUD 评分下降到一个可控制的水平（通常是 5 或以下）。如果你在 SUD 评分下降发生之前就终止了自我暴露，你的大脑和身体就会确认这种暴露活动是危险的。为了更好地帮助你在自我暴露期间降低 SUD 评分，可以使用呼吸练习（第 42 页）或你到目前为止所学到的任何着陆练习。

1: _____SUD:_____

2: _____SUD:_____

3: _____SUD:_____

4: _____SUD:_____

5: _____SUD:_____

6: _____SUD:_____

7: _____SUD:_____

8: _____SUD:_____

9: _____SUD:_____

10: _____SUD:_____

里斯的故事

两年前，里斯在一次约会时被性侵犯了。在侵犯发生后的当天晚上里斯向警方报告了该性侵事件，但警方的调查方式让里斯感觉他们似乎把性侵犯归咎于她，同时还想把此事大事化小。里斯同意在当地医院进行法医检查，但这对她造成了进一步创伤，里斯在创伤发生期间或之后都没有人提供情感支持。

自从性侵发生以来，里斯一直无法参加任何约会，即使这些约会是由朋友们安排的。任何时候，一旦记忆被触发，里斯都会感到一种强烈的恐惧和焦虑。这时，她觉得心率和呼吸频率加快，手掌出汗并因强烈的恐惧而颤抖。这些身体症状往往会因随之而来的强烈的恐惧和焦虑情绪而变得更加糟糕。常见的触发诱因包括看到一个长得像行凶者的人，被其他人、甚至是朋友和家人触摸，以及回到袭击发生的地方。里斯每周还会做一两次噩梦，因为她害怕再经历一次噩梦，难以入睡。

虽然里斯没有经历过闪回，但当记忆被触发时，它就像里斯心中播放的电影。这些侵入性的记忆是关于那次性侵和在医院进行的法医检查。因为检查让人产生精神创伤，里斯现在回避去看医生，即使是在生病的时候。里斯患有支气管炎，因为害怕与医疗提供者互动而没有得到有效治疗，因此得了肺炎住院。

出院后，里斯不得不待在家里直到肺炎完全康复。在此期间，里斯发现因为没有与其他人的互动，大多数侵入性症状都没有再出现。恢复健康后的里斯需要重返工作岗位，但是离开家会引起里斯极大的恐惧和焦虑，最终里斯不得不辞职。这意味着里斯再也无力支付房租和水电费用，不得不搬去和家人住在一起。她需要依靠他人的帮助，这让里斯感到更加沮丧，更加没有任何治愈的希望了。

自我保健小贴士

　　承认和面对侵入性症状是创伤治疗工作中最困难的挑战之一。尽管侵入性症状会引起情绪和身体反应，但你可以通过努力慢慢培养自己的应对技巧。除了腹式呼吸外，你还要学会各种各样的着陆技能。我鼓励你在尝试着陆练习时要有一个开放的心态，因为你永远不知道哪一种方式会帮助打开你的副交感神经系统。

　　如果你现在感到被侵入性症状所淹没，想象一些可以保护你免受情感痛苦的东西。它可能是一只载着你的 PTSD 症状飘走的热气球；或者是一块你可以困住创伤的磁场，所以离开这个力量场，你的症状就随之消失。虽然这看起来像是回避，但如果你使用这些技术时可以直面你的创伤，那么这些策略就是应对侵入性症状的非常健康的方法。

> 我选择直面我的创伤，因为我愿意不再错过
> 那些我在生活中最重要的东西。

本章要点

▶ 侵入性症状包括不想要的记忆、噩梦、闪回、严重的情绪困扰和消极的生理反应。

▶ 闪回实际上非常罕见，因为它们是一种分离形式，幸存者没有意识到当下发生的事情，因为闪回感觉就像创伤再次发生了。

▶ 侵入性的记忆和思想比闪回更常见，也会引起强烈的情感和生理上的痛苦。

▶ 自我暴露练习是克服侵入性症状最有效的方法，因为它是一种安全的方式，可以让你应对因为创伤而回避的事情。

▶ 着陆和腹式呼吸等练习可以帮助你回到当下，同时打开副交感神经系统，在经历创伤后使大脑和身体平静下来。

既然你已经知道了侵入性症状是如何出现的，那么你想先解决哪些症状呢？换句话说，哪一个会让你最痛苦？

_____

_____

_____

_____

_____

_____

_____

_____

_____

_____

_____

我们经常会说，我们要开始使用健康的应对技巧，但后来在真实的生活中，我们没有将其坚持下去，你将如何确保你自己能每天多次练习着陆和腹式呼吸呢？

_____

_____

_____

_____

_____

_____

_____

下一步

► 即使你其他什么都不做，也要安排出时间来练习着陆和呼吸练习！

► 如果你阅读完本书并经治疗师治疗一段时间后，你的噩梦症状并没有改善，可以考虑使用失眠和噩梦的认知行为疗法（CBT-I+N）。这可能是一种非常有用的治疗方法，可以补充你正在做的创伤治疗。

► 记住，有效的自我暴露的关键是坚持下去，直到你的 SUD 评分至少下降到 5。如果你用呼吸练习和着陆技能来帮助调节你的大脑和身体，同时提醒自己没有感觉永远持续，那些不安的感觉最终会消耗殆尽。

► 当你浏览自我暴露 SUD 评分列表时，一旦一个自我暴露活动不再能使 SUD 降为 5 或以下，那么把它从你的列表中划掉！

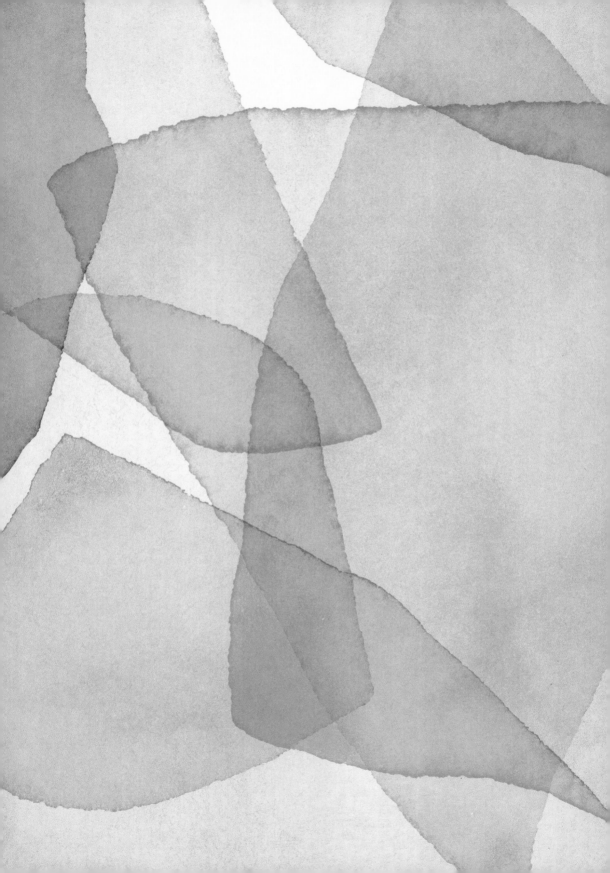

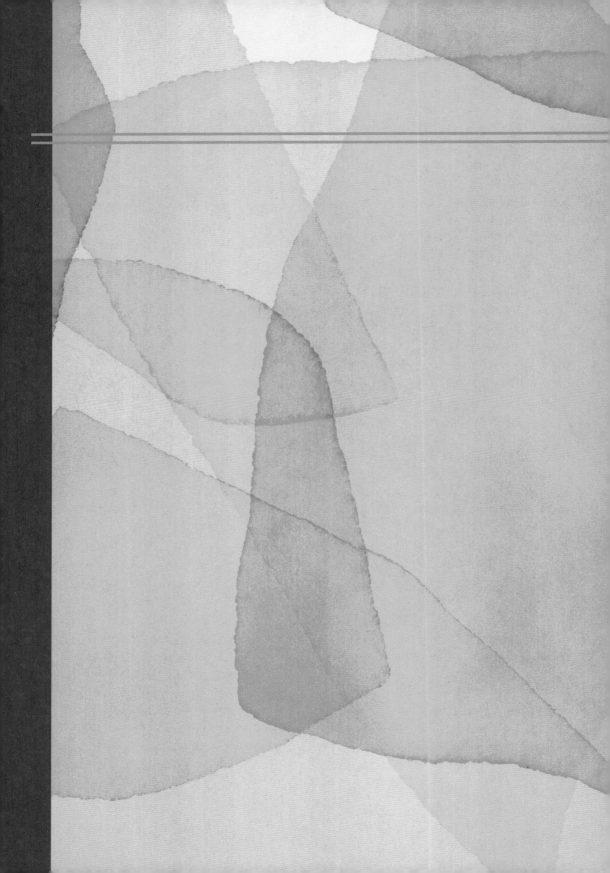

第四章

应对回避行为

回避是 PTSD 和创伤的侵入性症状导致的行为。由于侵入性症状
会让你感到如此不知所措，以至于最终你学会了如何避免触发它们。
不幸的是，回避这些诱因意味着你不仅会回避真正的危险，还会回避
我们在第三章中提到的那些客观上安全的事情。这样做会加重你的
PTSD 和创伤症状，因为每次你回避一个潜在的触发因素——无论客
观来说它是否安全——它都会向你的大脑证明你处于危险之中。在本
章中，我们将更深入地探讨为什么说回避是一种 PTSD 的症状和保护
性生存策略，然后，我们将继续"自我暴露"，来帮助你继续面对客
观上安全的触发因素，从而提高你的生活质量。

我不健康的习惯是源于过去有效的生存反应，
现在因为我已经不再处于危险之中了，所以我
选择慢慢地养成健康的新习惯。

了解回避行为

在这本书中，我们一直在循序渐进地讨论回避问题。当你第一次看到它被列为 PTSD 的症状时，你的大脑可能已经开始识别出它所列出的一些回避行为。当你开始编写自己的内心等级列表时，你列出了由于创伤而回避的东西。现在，我们将直接面对这些东西，因为创伤治愈工作中最重要的部分之一就是直面我们所回避的事情。我想强调的是，回避本身并不是坏事，它是你为了过好每天的生活所要掌握的一种有用的技能。我不会要求你放弃所有形式的回避，但我会建议你要诚实地面对自己因为创伤而回避的事情。

为什么创伤经历者从创伤中幸存下来之后会出现回避症状？从创伤中幸存下来后，你的大脑可能会将你对安全性的焦虑，甚至是兴奋与恐惧相混淆，导致你回避与创伤无关的事情。这是因为"战斗 - 逃跑或冻结"反应会帮助我们在创伤中生存下来，并保护我们不再次经历创伤。这些回避策略从短期看对你的生活有所帮助，但长期下去会影响你以后的生活质量，导致你错过重要的经历。在下一节中，你将了解不同类型的回避，以及如何继续治疗。

回避思考或谈论创伤性事件

你所经历的第一个创伤触发因素很可能是你对这次经历的想法和记忆，或者是**创伤内部提示物**。因为创伤在统计学上是一个小概率事件，所以你不太可能在经历结束后立即再次受伤。然而，创伤让人难以招架，以至于你的大脑一直在回想事实上已经结束的创伤事件——那些你极力想回避的记忆。你会避免谈论创伤或触及与之相关的感觉，比如恐惧和焦虑。这个过程会使你很难集中注意力，带来更多困难。

回避人群、地点和活动

日常生活中可能会有很多事情让你回忆或想起你的创伤。这些事情被称为创伤外部提示物，包括看到攻击你的人，或者看到一个长得与攻击者相似的人。你会避开你受到创伤的地方或让你想起创伤的地方。例如，如果你在公园里被袭击，就会避免去公园。另一个经常被避免的外部创伤提示物是某种活动；如果你在被攻击之前出去跑步了，那么你可能会避免或停止跑步这个活动。

过度计划，以避免潜在的触发因素

与 PTSD 相关的回避需要付出大量的努力。现在你已经不再在公园里跑步了，可能不得不去健身房锻炼。当你下班后去健身房的时候，经常看到一个长得与攻击者相似的人，这使得你只能选择凌晨 4 点起床锻炼，或者晚上 10 点去健身房。这种通过过度计划来回避潜在触发因素占用了太多的时间和精力，导致你没有多少时间去做有意义的事。

用毒品和酒精来回避问题

需要讨论的一个非常常见和严重的回避策略误区就是使用酒精和其他药物／物质来应对创伤。老实说，药物和酒精是消除与 PTSD 相关的侵入性症状的有效方法。 然而，长期使用药物来逃避创伤往往可能会演变成药物依赖问题。我们也很难知晓什么时候药物依赖问题会超出 PTSD 症状的范围，演变成为更严重的问题。因此，我鼓励你在随后的练习中要非常诚实，而不要为承认已有的应对创伤的方式（如药物和酒精等）而感到羞愧。

症状追踪

使用下面的检查表，标记你自己注意到的任何回避症状，即使你只是偶尔回避它们。有几种我们还没有讨论过的回避策略可能会让你感到惊讶，比如自残和暴食 / 催吐。这些回避形式的作用类似于药物和酒精，通过某种方式分散注意力和 / 或缓解即刻的创伤症状，但这些回避形式最终会对你有害。当你阅读这些症状时，请标记你回避创伤的任何模式：

内部提示物

☐ 回避与创伤相关的感觉 ☐ 把创伤的记忆从你的脑海

☐ 回避思考创伤   中赶走

外部提示物

☐ 回避活动   ☐ 回避地点

☐ 回避对象   ☐ 回避某种情况

☐ 回避人群 / 社会孤立

其他策略

☐ 攻击性 / 易怒   ☐ 自残

☐ 解离   ☐ 躯体不适：头痛，疼痛，

☐ 药物 / 酒精使用 / 滥用   胃部问题

☐ 食物：暴饮暴食和 / 或催吐

　　这项练习将有助于确认从上次练习检查中发现你的回避策略，并可能揭示一些你不知道或没意识到的事情。

　　你要每周至少追踪一次你的回避症状。使用下面的追踪表，追踪导致回避的**创伤触发因素**，当触发因素发生时你所感到的**情绪和身体感觉**以及你所使用的**回避策略**的类型。还有一个**笔记**部分，你可以记下任何其他对你有帮助的信息。

　　一个小贴示：在你意识到自己经历了创伤触发因素或使用了回避策略之前，你可能会注意到强烈的情绪或身体反应。如果发生这种情况，使用这张表首先来记录你感受到这些强烈反应的时间，然后填写创伤诱因和回避策略。第一行是帮助你开始的示例。

日期和时间	创伤诱因	情绪和身体感觉	回避策略	笔记
9/19，上午11点	和我的朋友意见不统一	愤怒，紧握拳头	挂电话，开始喝酒	无法停止回想这件事
1.				
2.				
3.				
4.				
5.				
6.				
7.				
8.				
9.				
10.				

正如我在本章中所指出的，回避策略并不都是无益的。重要的是要保留那些帮助你应对 PTSD 和创伤的回避，同时也要告诉你的大脑和身体，你不再处于危险之中。在这个过程中你会发现一些你想以更健康的方式继续下去的回避策略。

在这个练习中，你将记录下你的回避症状是如何帮助你度过创伤的。你可以用这个练习给你目前的回避症状写一封信，承认并感谢它们让你走到现在。你可以写出你所有的回避症状，并思考每个症状是如何为你现在正在进行的治疗做好准备的。我们的目标不是要找到并继续使用不健康的回避策略的途径，而是要向你的身心克服创伤的方式致敬。你也可以写下你是如何改变你的回避症状的，以更好地支持你的治疗。例如，如果食物是一种应对方式，也许你可以上一门烹饪课来学习如何通过健康的烹饪技能来享受美味的食物。

如何处理回避诱因

虽然回避策略可以帮助你应对 PTSD 和创伤症状，但它们似乎总是适得其反。想象一下：你有一个用来储存你的创伤反应的贮藏室。当你第一次进入贮藏室的时候，里面有足够的空间，所以你可以很容易地把创伤触发因素和反应的盒子放在里面，并保持它们的整洁。然而，随着时间的推移，你不断地添加新的盒子，而没有去掉旧的盒子，最终，贮藏室被装满了。现在，当你打开门，一切都溢了出来！这就是回避。在短期内，回避是有帮助的，因为它给了我们空间去隐藏我们不喜欢的与创伤相关的东西，但从长远来看，如果我们不处理这些东西，它将会产生更多的问题。

在症状追踪练习中已经介绍了一些意想不到的后果（见第 55 页）。现在，我想详细阐述一些可能会对你造成严重伤害的回避行为。这里列出的回避行为大致可分为两大类，舒适 / 超然和控制，它们都是回避行为的主要目标。

不健康的饮食：暴饮暴食和催吐

食物可以作为一种强大的安慰剂，它也是一个人能控制的东西之一。作为一种回避 PTSD 和创伤的形式，暴饮暴食可以带来舒适和控制感，而催吐的行为主要是控制和选择留在自己身体里的东西。这些为什么是回避行为呢？暴饮暴食的舒适可以帮助缓解创伤提示物引发的强烈情绪，而控制暴饮暴食和 / 或催吐感觉就像是抵御过去和现在发生的可怕事情的保护盔甲。

自残

故意对自己的身体造成伤害，这本身似乎只是一种创伤，但自残是一种回避的形式。许多人说，自我伤害会让他们感觉更好，原因要么是自残能让他们感受到自己的情绪，要么是自残给了他们一种可控制感。自残在遭受复杂的创伤后尤其常见，虽然它不一定是一种自杀行为，但它可能会留下持久的伤疤，或导致严重的伤害甚至死亡。如果你使用自残来应对你的 PTSD，请联系专业创伤治疗师来引导你的治疗旅程。

解离

我们在第三章中讨论了与闪回相关的解离现象，但在回避行为中，解离现象有点不同。一般来说，解离是一种在创伤经历中与思想、情感和身体感觉分离的方式，或者作为创伤触发后的一种回避策略。虽然许多人将其描述为一种脱离本体的体验，但它存在一定的范围。这意味着有些人有如此强烈的解离体验，他们甚至不记得发生了什么，而另一些人则觉得自己身处雾中，但仍然能意识到当下。

攻击性和易怒

虽然看到攻击性和易怒被列为回避的类型可能令人惊讶，但这些情绪反应可以给创伤经历者一种控制感。记住，在这种情况下，我们只考虑由于创伤触发而引起的攻击性和易怒。你可能会想起你的创伤，有人让你感到不安全时，你的创伤可能会被触发，这会让你感到愤怒而变得有攻击性。这是生存反应的战斗部分，是一种回避策略，因为你的大脑认为这样做会消除你周围环境中的威胁。

正如药物和酒精滥用一样，用攻击性和易怒作为应对创伤的回避策略，存在较大的风险。如果你发现你经常使用其中一种或多种策略，请考虑找一个你可以信任的专业人士来帮助你学习如何以更安全的方式应对你的创伤。

可视化冥想和疗愈

可视化冥想是一种强大的应对技巧。这对一些人来说可能是一个很难掌控的技能，而也有人可能会觉得它有点奇怪。然而，我想让你反思一下，当你仅仅想到你受到创伤时的感觉有多强烈，特别是当你出现闪回体验时，因为你的大脑不能总是区分记忆与现实不同。如果你的大脑会对你的情绪和身体反应产生强烈的负面影响，那么为什么不以一种治愈的方式来利用这种力量呢？我将指导你完成可视化冥想，请到参考资料部分（见第 150 页）找到我最喜欢的应用程序和网站来指导可视化冥想。

我希望你能使用一个对你来说代表力量的形象。它可以是你自己的形象，或强大的事物或人的形象。有些人喜欢使用超级英雄或他们崇拜的人的形象。闭上眼睛，通过鼻子吸气嘴呼气三次，然后把你选择的形象引入你的脑海。注意其颜色、纹理、声音和气味。当你继续关注脑海中的场景时，你会注意到你身体上的变化。也许你的呼吸变慢了，你的肌肉感觉更放松了，只要还有帮助，就将这个形象保留在你的脑海中。

　　本章中谈到了回避症状以及 PTSD 和一般的创伤是如何让你错过有意义的经历的。我想让你就这个话题写一篇文章。我不想让你写下你因为创伤而错过的事情。相反，写下那些你在这个治愈过程中迫不及待的想要经历的事情。这些体验可以很简单，比如开车去商店，更大的目标，比如度假，或者任何其他的事情。这是创伤不再占据主导地位后你的生活愿望清单。

_____

_____

_____

_____

_____

_____

_____

_____

_____

_____

_____

_____

_____

_____

_____

_____

_____

_____

继续进行你的自我暴露练习

当我们还在谈论回避的话题时，你的自我暴露进行的如何？也许你已经开始战胜你的等级列表中的事物，或者也许你的回避策略已经战胜了你。不管你在这个过程中处于什么位置，都要诚实地检查自己。

使用下面修改后的等级评分列表，将你第 44 页的列表移至此处，包括最初的 SUD 评分。无论你是否在自我暴露，用你从第 43 页制定的 0 到 10 量表给你列表上的每个项目重新评分。在这个阶段的治疗中，无论你的评分是否已经改变，都是完全可以接受的。

如果你的评分相同或更高，我希望你通过每天至少安排一次现场暴露来重新开始这一部分的治疗。就像你为自己定期安排的着陆练习（见 39 页）一样，为自己定期安排现场暴露练习。设置闹钟或使用任何提醒系统，你需要完成它。更好的方式是，在现场暴露结束后，立即进行一个自我保健活动或采取健康的应对技能来奖励自己，并进一步平复你的神经系统。

1: _____

SUD1:_____ SUD2:_____

2: _____

SUD1:_____ SUD2:_____

3: _____

SUD1:_____ SUD2:_____

4: _____

SUD1:_____ SUD2:_____

5: _____

SUD1:_____ SUD2:_____

6: ＿＿＿＿＿＿＿＿＿＿＿＿＿＿＿＿＿＿＿＿＿＿＿

    SUD1:＿＿＿＿＿＿＿ SUD2:＿＿＿＿＿＿

7: ＿＿＿＿＿＿＿＿＿＿＿＿＿＿＿＿＿＿＿＿＿＿＿

    SUD1:＿＿＿＿＿＿ SUD2:＿＿＿＿＿＿

8: ＿＿＿＿＿＿＿＿＿＿＿＿＿＿＿＿＿＿＿＿＿＿＿

    SUD1:＿＿＿＿＿＿ SUD2:＿＿＿＿＿＿

9: ＿＿＿＿＿＿＿＿＿＿＿＿＿＿＿＿＿＿＿＿＿＿＿

    SUD1:＿＿＿＿＿＿ SUD2:＿＿＿＿＿＿

10: ＿＿＿＿＿＿＿＿＿＿＿＿＿＿＿＿＿＿＿＿＿＿＿

    SUD1:＿＿＿＿＿＿ SUD2:＿＿＿＿＿＿

维克多的故事

维克多是一名 38 岁的男子，曾在美国海军陆战队服役 8 年。他在五年前光荣地退伍了。他曾三次被派出行动，在伊拉克作战期间经历了与战争相关的创伤。

在维克多还是一名海军陆战队员的时候，他虽然知道 PTSD，但从来没有觉得他需要任何帮助来处理他所经历的压力。在被派出行动期间，他在他的部队里感到很安全，他的海军陆战队同事在保护他。当他在两次派出行动之间回到家时，他确实感到更加紧张，他的家人也对他的脾气颇有微词，但他对所做的一切都没有过分担心。

维克多在他最后一次派出行动前结婚了。抵达伊拉克后不久，他注意到自己比在以往的行动中更担心自己的个人安全。他开始在事后批评指挥官的命令，因为他担心遵从这些命令会导致他受伤或死亡。维克多在这次行动中参与了一场正面交火，他最好的朋友死了。维克多亲眼看到他的朋友死了，从那以后他就陷入了自责。

在维克多从海军陆战队退伍后，他意识到他无法停止回忆他朋友的死。一年后的 7 月 4 日，维克多和家人在家里，邻居们开始燃放烟花。维克多被这声音吓了一跳，立刻觉得自己又回到了伊拉克战场，试图挽救他朋友的生命。闪回如此强烈，以至于当维克多的哥哥试图安慰他时，他差点把他的哥哥扔出房间。

在这个闪回之后，维克多开始酗酒，担心闪回会再次发生。起初，他只在周末和朋友一起喝酒，但很快就变成了每天晚上酗酒。有时，酒精会使他醉倒，避免闪回或创伤记忆。但有时候，酒精会导致暴力行为，维克多会在墙上打洞，在家里摔东西。维克多不停地想着他朋友的死，感觉好像记忆不断地在他的脑海中重演。维克多的妻子开始感到害怕并担心自己的安全。在维克多情绪爆发的时候，她差点认不出她的丈夫。她觉得好像有人占据了她丈夫的身体来攻击她，让她感到十分害怕。

自我保健小贴士

学会应对你觉得有可能触发创伤的回避行为可能是创伤工作中最困难的部分之一。哪怕只是读到所有不同类型的回避性症状，你也会感到被触发，甚至会让你对自己应对创伤的方式感到内疚。就像我之前说的，我不希望你对你的大脑和身体对创伤所产生的应对机制感到羞愧。这是你决定什么对你前进有益的时刻。

如果你的大脑和身体感觉超负荷了，就找一个安静的空间舒服地坐着。闭上眼睛，深呼吸两到三次，用鼻子吸气，用嘴呼气。在第三次呼吸后，想象一下一束治愈的光洒在你的身体上。从你的头开始，注意光是如何让任何紧绷或不适消失的。让光穿过你的肩膀，穿过你的躯干，穿过你的腿，直到它穿过你的脚。在你回到所处的环境之前，尽可能地让治疗之光穿过你的身体。

愈合不是线性的；糟糕的一天，一周，
或一个月都没关系，重要的是你在康复之路上
掌握了技能。

本章要点

▶ 回避行为可以让你的大脑和身体暂时缓解创伤和 PTSD 的症状，特别是侵入性的记忆、想法和感觉。

▶ 回避行为会带来短暂的缓解；它们可能会让你在那一刻感到安全和平静，但这些策略最终会向你的大脑和身体证明，你一直处于危险之中，必须始终保持警惕。

▶ 回避行为有多种表现形式——从回避明显的创伤触发因素到吸毒和酗酒，甚至表现为愤怒。

▶ 克服回避行为首先是接近客观上安全的东西。这与你在第三章中开始的工作是密切相关的，因为侵入性和回避性症状经常同时出现。

▶ 应对你所回避的事情最有效的方法是每天都去做——每天找到尽可能多的方法，去接近你现在因为创伤和 PTSD 而回避的客观安全的事情。

在面对你所回避的事情时，最大障碍是什么？它们可能是与创伤相关的想法和感觉， 或者是类似于沟通或社会支持的后续障碍。

_____

_____

_____

_____

_____

_____

_____

_____

_____

你将如何克服这些障碍？要尽可能的具体一些。

_____

_____

_____

_____

下一步

在你的治愈之旅中，我希望你能专注于以下几点：

1. 每天多次进行你的现场暴露练习。你练习得越多，你就能越快看到进步，进步也会越持久。

2. 每当你的现场暴露练习中的一个项目 SUD 得分低于 5 时，将它从列表中划掉！每次你划掉一项目时奖励一下自己。我喜欢巧克力，你可以选你自己喜欢的。

3. 当你感到困惑时，请继续练习。在这个过程中，你可能很容易感到困惑和沮丧，甚至想停止练习。不要忘记，一开始的进展是缓慢的，这就是为什么我希望你庆祝每一场胜利，无论它是大是小。

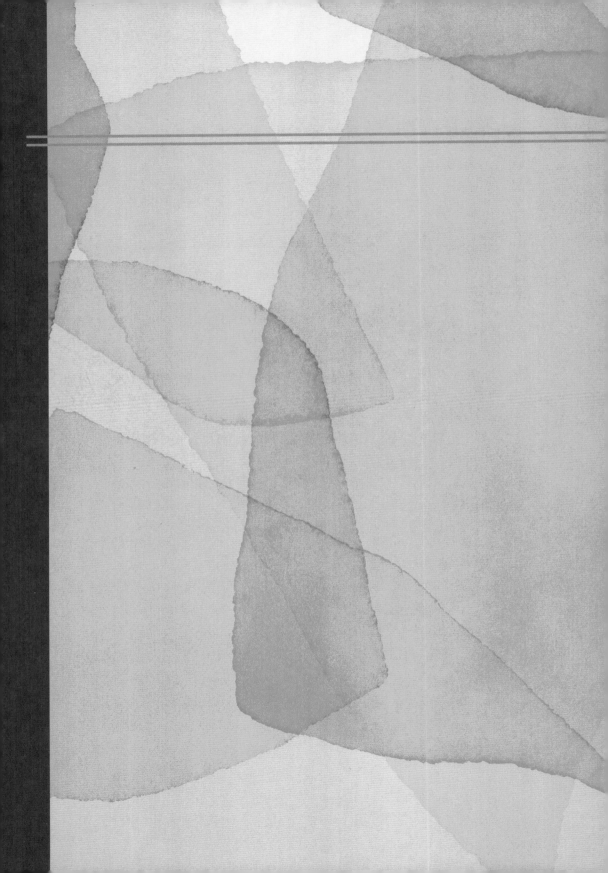

第五章

管理负性思维

创伤可以侵入你生活的各个方面，包括你看待你自己、他人和这个世界的方式。创伤使人们难以集中注意力，难以进行有效的人际沟通，难以在面对创伤和创伤后应激障碍时保持心理平衡。你在努力处理你的侵入性和回避症状时，可能已经发现这个过程充满了消极和无益的想法，并成为你的思维习惯。这些想法告诉你不必继续尝试治疗，反正创伤都是你的错，你永远不会好转等等。本章将帮助你学习如何识别由你的创伤引起的负性思维和核心信念，这样你就可以学会处理这些负性思维过程，从而有助于长期治疗。

我并没有选择受到精神创伤，但现在我选择治愈。
我的大脑和身体都是可治愈的，
我选择相信我是值得的。

了解负性思维

　　创伤和创伤后应激障碍会产生负性认知和情绪，极大地改变你看待自己、他人和世界的观念，诸如"世界是危险的"和"我不能相信任何人"等负性思维，让你深信自己才是创伤的始作俑者，并由此感到沮丧、抑郁、绝望和易怒，甚至会远离你所爱的人，陷入恶性循环难以自拔。创伤经历者之所以在创伤后产生负性信念，是因为他们必须对事件发生的原因给出"合理化"解释，以及预防它的方法，否则难以自圆其说。创伤打破了我们之前的人生观，比如说相信自己是一个好人，善有善报等，这时大脑就会采取一种绝对化的方式对事情重新定义，因为我们更容易相信事情要么是安全的，要么是不安全的。由这种信息加工过程产生的负面认知，充其量能带来一过性的缓解，绝不可能帮助你治愈创伤。本章介绍识别消极认知和情绪的方法，将帮助你理解大脑应对创伤的模式。

记忆问题

　　尽管算不上特别消极的认知，但创伤后出现的记忆问题却很常见，许多幸存者都难以记住细节，这要归咎于解离现象，即大脑在创伤期间基于自我保护的一种遗忘。失忆会造成很多痛苦与麻烦，尤其是当执法部门或其他重要人士需要你回忆重要细节时。创伤记忆中遗忘的部分可能会恢复，也可能不会，很难凭你主观意愿来控制。

对自己、他人和世界的负性信念

　　创伤迫使你质疑以往对这个世界的认知，会产生对自我、他人和世界的负性信念，进而发展为"解释"创伤发生的原因，此举会让你觉得它们可以保护你不会再次经历创伤。对自己的负性信念，比如"我很脏"或"我不可爱"，会使你远离那些可能再次伤害你的人。对他人的负性信念，比如"我不能相信任何人"，也会以相似的方式影响着你。对世界的负性信念通常是关于安全方面的，它可能会阻止你做日常工作和／或重要事情。

关于创伤原因的不合理信念

很多受过创伤的人对创伤产生的原因有着不合理信念，这是大脑为了防止创伤再次发生而"努力解释"的保护机制。最糟糕的信念莫过于认为是自己一手导致了创伤，或者本可以阻止它发生。我和许多创伤经历者交流过这个问题，他们认为小时候受到虐待是自己的错，或者他们本可以阻止那些霸凌者的攻击。

负面情绪和失去兴趣

就像创伤会导致消极信念一样，它也会对你的情绪产生深远影响。我们已经概述了创伤是如何导致焦虑和恐惧的，此外创伤还会导致个体产生抑郁、沮丧、绝望和易怒等情绪。当这些负性情绪很严重时可能会导致重度抑郁症或其他精神疾病。这些情绪的变化可能会让你对你以前喜欢的事情失去兴趣或乐趣，可能会让你与他人疏远和隔离，也可能会让你难以感受到积极的情绪，比如幸福或爱。

人际关系困难／感觉与他人疏远

创伤导致的负性思维和消极情绪，还会使你产生社交恐惧，不但妨碍你的社交网络外围联系，甚至会影响到你最亲密的关系。创伤后最痛苦的经历之一，就是和你最亲近的人在一起时也不再感到安全。这并不是因为他们做错了什么，而是生存反应影响到你生活的一种标志，不相信任何人要比弄清楚你可以信任谁容易得多。

积极情绪体验困难

创伤会让你感觉到在创伤事件发生时和之后的幸福都被偷走了，你很难找到爱的感觉了。即使和你爱的人在一起，也感觉不到创伤前所感受到的温暖和关爱，这种症状也会影响你感受生活快乐的能力。一开始，你可能会假装爱与快乐，但随着时间的推移，伪装会变得越来越困难。这种难以体验到积极情绪的症状，会使得无论是你爱的人还是爱你的人，都与你渐行渐远，你会因此感到非常沮丧和抑郁，这些会进一步加重创伤和创伤后应激障碍症状。没有什么比找不到爱的感觉更让人生无可恋的了。

具有挑战性的负性思维

你可能已经注意到，负性认知、负性情绪和社交孤立经常同时发生，并可能导致类似这个恶性循环。

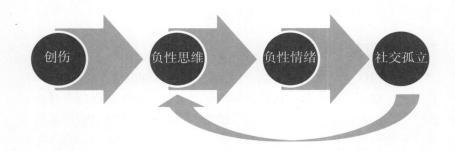

一旦进入这个循环，绝望的感觉会告诉你，你永远不会摆脱它。幸运的是，我们知道天无绝人之路！在第二章中，我们讨论了认知行为疗法如何被用于创伤治疗，这些治疗方法可以帮助你识别由创伤引起的负性信念，然后分析这些信念，找出哪些部分是现实的和有帮助的，这样你就可以修改或挑战无用的部分。

质疑与创伤有关的无益想法对上述循环有积极的影响，因为我们的认知、情绪和行为都是相互关联的。认知行为疗法称之为认知三角形：

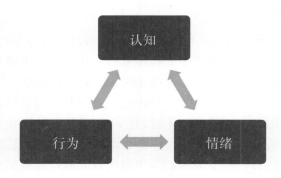

在认知三角形中，你会发现在认知、情绪和行为之间的箭头是双向的。每一个都可以对另一个产生影响，要么继续一个消极的循环，要么把它变得更有帮助，更具治愈性。

让我们用一个例子来说明这个概念。一天晚上，27岁的患者马特在离开一家酒吧后，被一群人袭击了。在袭击造成的身体伤害已经痊愈后，他依然不敢出门，因为他担心出门会再次受到袭击。三角形1展示了这个循环——认知如何导致恐惧情绪，恐惧反过来会强化认知。恐惧情绪和想法，导致了这种行为（马特不会离开房子），这又证实了这种想法和感觉。待在家里进一步加剧了这一循环，减少了他的恐惧，同时也强化了待在家里是唯一能确保安全的信念（三角形2）。

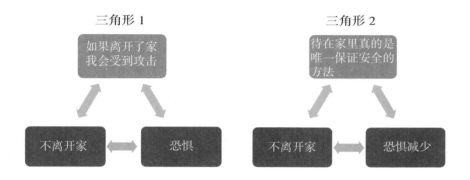

作为他的治疗师，我不想否定马特的恐惧感，因为这是他在受到伤害后产生的一种非常真实和可理解的情绪。强迫他离开家是一个选择，但不是我想开始治疗的方式，因为这会增加他的恐惧，以至于他可能会停止治疗。我要是和他一起分析关于"如果离开我的房子将被攻击"的信念，就可以逐步质疑这一信念，帮助他感到越来越安全，增强他的信心，最终他成功地走出了家门。

总结一下以上案例，首先，识别他与创伤有关且毫无益处的想法，然后逐步努力对其展开挑战，马特的认知三角形会逐渐发生改变，他可能不再相信自己永远不能离开家，而是开始尝试检验他在白天可以离开家的信念。这种自由可以让他有机会在屋外感受到积极的体验，继续治疗，直至让他达到既定的目标，即随时可以离开他的家。

识别与创伤相关的负性信念

虽然你已经完全理解了创伤所产生的负性认知，但是像很多人一样，你可能仍然想知道创伤是如何影响你看待事物的方式的。

请在下面的空白栏处回答这个问题：创伤如何改变了你对自己、他人和世界在安全、信任和控制力方面的信念？

我用斜体字为每种类型的信念各举一个例子。如果你在所有类别里都找不到最适合你的与创伤相关的信念，那也没关系，关注那些最能引起你共鸣的信念。

1：创伤如何改变了你的安全观：　　　、

我：*例如，我无法保护自己。*

_____

_____

_____

_____

_____

_____

其他人：*例如，没有人是安全的。*

_____

_____

_____

_____

_____

_____

世界：*例如，没有一个地方是安全的。*

_____
_____
_____
_____
_____

2：创伤如何改变了你的信任观：　　　、
我：*例如，我不能相信我的判断力。*

_____
_____
_____
_____
_____

其他人：*例如，如果我接近某个人，他们就会伤害我。*

_____
_____
_____
_____
_____

世界：*例如，我不能相信权威人物。*

_____

_____

_____

3：创伤如何改变了你对控制力的观念：

我：*例如，如果我不能控制局面，一些不好的事情就会发生。*

_____

_____

_____

其他人：*例如，有权势的人会利用我。*

_____

_____

_____

世界：*例如，这个世界是完全失去控制和危险的。*

_____

_____

_____

认知扭曲

另一种识别创伤如何影响信念的方法是，你可以觉察到大脑在使用思维捷径来理解事物。这并非一定是件坏事——每时每刻都有太多的信息和刺激指向你，所以你的大脑必须想办法快速有效地组织起来。然而，创伤和创伤后应激障碍会导致大脑过度使用思维捷径，或以无益的方式来使用思维捷径。

下表列出了不同种类的认知扭曲，它们可能会产生令人更加痛苦的创伤相关信念，你可以在下表中列出一些不同的认知扭曲。对你在上一个练习中识别的信念进行分类，在每一种认知扭曲旁边的空白处，逐个回顾你的信念，看看它们是否以及如何对应于每一种认知扭曲，一个负性信念可能对应于多种类型的认知扭曲。在这个练习结束时，你就会很清楚大脑最喜欢的构建创伤相关信念的方法。

认知扭曲	我与创伤有关的信念
预测未来或做出假设	
全或无，非黑即白的极端化思维	
过分夸大（灾难化）或过分贬低	
心理暗示（假设人们对你有负性评价）	
情绪化推理（把你的情绪视为你信念的"证据"，例如，"我感到焦虑，所以我一定处于危险之中。"）	

追踪与创伤相关的想法和感受

现在你已经意识到创伤如何改变了对自己、他人和世界的信念，我希望你在接下来的一周里每天追踪自己的想法。

使用下表可以追踪触发创伤相关想法的事件，以及当你被触发时所经历的情绪变化。

一个小提示：你的想法和情绪通常是密切地交织在一起，因此你很可能在识别负性思维前，首先产生强烈的情绪感受（比如愤怒、恐惧或悲伤）。当写下你的情绪时，用 0 到 10 的 SUD 量表进行评分（见第 43 页）。

这个练习将帮助你更好地了解自己与创伤相关的想法，并可以清楚地分析出触发这些想法的事物类型的模式。第一行是一个开始的示例。

触发创伤的事情	情绪（和 SUD ）	想法
我在一家拥挤的商店里。	焦虑（9），恐惧（8）	一些不好的事情将会发生，而我将无法逃脱。
1.		
2.		
3.		
4.		
5.		
6.		
7.		
8.		

识别核心信念

核心信念是那些你深信不疑的，关于怎么做人以及世界应该如何运转的信念，也就是常说的人生观与世界观。在经历创伤之前，人们通常会相信好人就会有好报，这被称为黄金法则，在很小的时候家长就会教给孩子。我们很早就学会了关于分享和友善的规则，它们成为了我们对自己、他人和世界的信念的基础。当一些创伤事件发生时，它们会粉碎你对世界运行方式的一切认知。

你的大脑试图通过改变你对创伤记忆的方式来解决这个问题，以使得你讲给自己的故事并未违反黄金法则。如果你在经历创伤之前认为好人就会有好报，那么你现在会认为自己是一个坏人，应该受到创伤，即善有善报、恶有恶报，这就是大脑处理创伤的方式，通过让你产生你很糟糕的感觉来对抗你的创伤史，这样你以往关于人生的黄金法则就可以自圆其说了。

你的大脑会因你的创伤责怪你，这似乎是不合常理的，但因为创伤打破了你的核心信念，大脑发现它必须竭尽全力改变一些思维方式才能让你从痛苦中得到缓解。当你读到以下负面核心信念的例子时，圈出你告诉自己的全部或部分信念：

▶ 发生创伤全是我的错。
▶ 我应该受到创伤。
▶ 我的创伤意味着我是一个肮脏 / 坏 / 可怕的人。
▶ 如果我多加注意，就没有人会受伤 / 死亡。
▶ 被虐待是我的错，因为我没有告诉任何人。
▶ 被虐待是我的错，因为我没有阻止它的发生或反击。
▶ 我本应该知道创伤是会发生的。
▶ 我本可以阻止创伤的发生。
▶ 如果我没有喝酒 / 吸毒，创伤就不会发生了。

质疑创伤后的负性核心信念比我们在上一节讨论的对负性思维的质疑更为重要。把你的创伤和创伤后应激障碍的症状想象为一种你需要清除的杂草，你在地面上看到的一切都代表了创伤相关的负性思维，比如"世界是危险的"，其根源是你的负性核心信念（杂草的根），比如"这是我的错"。你如果只割掉地表层面的杂草——质疑负性思维——但没多久，杂草又重新长了出来，有时还比以前长得更茂盛（负性思维有时甚至比以前更强烈）。完全清除杂草的唯一方法是拔除草根。一旦负性核心信念这一根源消失了，你就可以摆脱杂草的困扰了。当我们在下一节中开始质疑你的创伤信念时，我鼓励你首先关注你的负性核心信念，因为如果能拔除这些"草根"，我们可能就不需要花费那么多能量去削割杂草的地表部分了。

识别负性核心信念

　　现在你已经开始从前面的列表中确定了你与创伤相关的负面核心信念，我想让你更深入了解大脑是如何试图保护你免受创伤造成的痛苦的。

　　在你的日记中，诚实地回答这个问题：是什么导致了自己的创伤？不要关注具体的细节或事实，但要写下所有你自认为有关创伤发生原因的负性事件。从表面上看，你有可能知道这些事情并不完全真实。写下你在最黑暗的时刻告诉自己的这一切，如创伤为什么会发生以及如何发生的。记住，我们必须要拔除杂草的根，所以做这个练习，就好像你必须首先找到并命名每个"根"一样。

追踪负性核心信念

　　在完成上述日记后，回顾一下你所写的内容，寻找与创伤相关的负性核心信念。记住，以下这些是与自责有关的信念（"我本可以停止创伤。"或者，"创伤是我的错。"）或者所谓的"后见之明"（"如果我知道的话，那么创伤可能就不会发生了。"）。在第 79 页提供的空白栏处将你的负性信念写在这本手册里。

　　在识别了负性核心信念之后，将第 72 页和第 77 页的练习中的一些负性想法也写到下面的空白栏里。把所有的信念和想法放到一起，当你开始划掉那些不再困扰你的负性信念和想法时，你便看到了自己所取得的进步。你一定要知道哪些是负性核心信念，这样就可以在即将到来的练习中优先考虑消除这些信念。用 C 标记或下划线强调它们。

_____

_____

_____

_____

_____

_____

_____

_____

_____

_____

_____

_____

_____

_____

_____

_____

_____

_____

_____

克服困难

　　平时我们很难觉察并关注到创伤改变了看待自己、他人和世界的方式。当你看到纸上写满的负性思维和核心信念时，会感到十分沮丧和绝望，这属于治愈过程中的正常反应。我想要帮助你用天生拥有的自愈力量去处理所有负性思维和情绪，度过这道难关。

　　在下面的空白栏中，写下你可以采用什么样的方法去战胜创伤。没准你已经掌握了很多战胜创伤的方法，因为你在没有任何专业帮助的情况下已经走到了这一步。你可以仔细回忆一下你在生活中得到的支持，或者思考一下你是如何战胜其他挑战的。请相信一点，你不需要拥有超能力才能打败它——你的内在力量足矣。

_____

_____

_____

_____

_____

_____

_____

_____

_____

_____

_____

_____

_____

_____

_____

挑战你的负性信念

挑战创伤相关负性思维和信念的目的，不是为了粉饰你的过去，也不是为了让你相信你的信念是错误的。我们力图帮你做到看待自己、他人和世界的方式不偏不倚，就可以坦然承认创伤可以而且确实已经发生，同时也对疗愈充满希望。

挑战负性信念的第一步是承认自己存在与创伤相关的负性思维。你在第 75 页学会了识别无益的思维模式。一旦你识别一个无益的想法，你的大脑就会自然地开始寻找能够填补缺失部分的信息。我们将通过练习来帮助你平衡这些想法和信念，但首先让我们回顾一下挑战与创伤相关的负性思维的基本知识。

挑战负性信念的第一步是着眼于事实——检验支持或反对一种信念的证据有时就足以解决问题。要知道，证据是指能够在法庭上站得住脚的事实，这意味着情感和观点并不像你的大脑所希望的那样重要。

接下来，问问自己的情绪是如何助长负性思维的，以致负性情绪一旦出现，便会源源不断地导致负性思维。

检验与创伤有关的负性信念，并思考情绪存在的证据及其作用的过程，会自然而然地引导你思考从其他角度看待事实。

在这里，我讲一个关于塔尼莎的例子，她在一座繁华的城市里做警察。她每天都在经历创伤。她最近接到一个求救电话，但当她赶到时，那个孩子已停止了呼吸，死在了她的怀里。她无法摆脱自责感，她相信自己本可以救这个小女孩。后来她开始到一个创伤治疗师那里做心理咨询，后者帮助她质疑这个信念。他们首先查看了证据——小女孩在无人监护的情况下独自在泳池中游泳，当塔尼莎赶到时，小女孩已经缺氧了近十分钟。塔尼莎按照她所训练的方式进行心肺复苏，直到护理人员到达。当护理人员到达时，女孩短暂地有了脉搏，但很快就永久停止了。证据表明，塔尼莎根据她接受过的训练和当时的情况，做了她所能做的一切。这些证据帮助她走出了因失去这个小女孩而导致的悲伤，并且她也明白了，即使她把每件事都做对了，她也不可能拯救所有人。

接下来的练习将帮助你开始挑战你的与创伤相关的负性信念，以验证你痛苦的根源，并推动你在恢复的道路上前进。开始前注意：请给自己足够的时间完成以下练习。不要告诉自己你必须一次完成所有的内容，而要确保你每天都做一点。

评估证据

在前面的例子中，塔尼莎确实受益于通过检查证据来支持或反对她本可以拯救女孩生命的信念。使用第 79 页的负性思维和核心信念清单，用你的日记开始一个接一个地挑战它们。从你负性核心信念开始，在你的日记的页面顶部写一个信念。在信念栏的下面，你将画出下面的图表来帮助你列出支持和反对这个信念的证据。

负性核心信念：我本可以拯救这个小女孩的生命。	
支持信念的证据	反对信念的证据
小女孩死了。	在游泳池里无人看管；缺氧 10 分钟。 医护人员到达之前我一直在做心肺复苏。

正如你所看到的，我在塔尼莎的证据栏中写出了支持和反对她相信她本可以救那个女孩的证据。当你浏览那些支持或反对你的每一个信念的证据时，请记住，这些证据必须是能在法庭上成立的可证实的事实。

在你完成这个练习后，你可能会对自己现在应该相信什么感到困惑。你将在下一个练习中开始回答这个问题，但现在这个混乱的地方正是我希望你去的地方，因为这意味着你的大脑正在试图填补缺失的部分。

我还能告诉自己什么呢？

你在检验支持或反对与创伤相关的负性思维和核心信念的证据时，会自然地想要知道接下来该如何处理你所做的列表。继续写日记，在证据清单下面，写下这样一个问题：我还能告诉自己些什么？这意味着你要集思广益寻找看待事物的其他方式，而不是负性思维或核心信念。

塔尼莎在清单栏里没有再告诉自己她本可以救这个女孩，而是告诉自己，她用她的训练和资源尽了一切努力。这种替代的想法虽然不能消除她因一个孩子的死亡而感到的所有悲伤，但随着时间的推移和练习，它将有助于缓解塔尼莎的痛苦。

当你为每一个负性信念写下替代性想法时，这个过程就是你大脑自愈的自然方式。在受到创伤后，你的大脑可能会陷入负性思维和负性核心信念的泥潭，挑战这些思维和信念就相当于已经开始消除创痕。想出替代性思维并在大脑中不断加以演练，让你大脑的高速公路再次畅通无阻。

抚平创痕

我们将使用认知三角形来帮助你内化上个练习中的其他想法。你会在下面找到两个空白的认知三角形（比如第 71 页上的那些）。选择一个负性思维或负性核心信念，你已经调查了支持或反对该想法或信念的证据，并且提出了另一种想法。

在三角形 1 中，将原始的思维 / 信念放在认知框中。接下来，反思当你思考这个想法时你的感受（"情绪"框）以及它是如何让你行动的（"行为"框）。

然后，将另一种想法，放在三角形 2 的认知框中。反思你现在的感受，当你思考这个想法（情绪框）时，然后想象你在思考这个想法后会做何反应，或者你会如何行动（行为框）。这个练习可以帮助你想象替代性思维如何帮助你改变对创伤的情绪和行为反应。当你为日记中的每一个负性思维 / 核心信念填写完成两个认知三角形时，你就会开始思考日常生活中哪些情况会触发这些负性思维 / 信念。通过回顾这些三角形并在大脑中默默地练习这些替代性思维，你就可以允许你的大脑和身体跳出生存模式，进入生活模式。

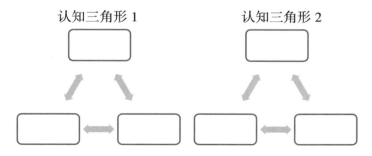

认知三角形 1　　　　认知三角形 2

乔赛亚的故事

乔赛亚九岁的儿子弗雷德里克坐在他祖母的车里准备回家，在高速公路上被一辆卡车追尾。弗雷德里克的祖母因股骨骨折和头部受伤而住院治疗，但弗雷德里克并没有受伤，不需要住院治疗。

事故发生后，乔赛亚在开车时总感到非常焦虑，尤其当弗雷德里克在车里时他基本无法开车。当乔赛亚开车时，他感到自己的心跳加速，他无法停止思考所有可能导致事故的原因。事故发生后，他再也不能在高速公路上开车了，这使他上下班的时间增加了一倍。因为弗雷德里克发生了事故，乔赛亚常责怪自己，乔赛亚本来那天晚上要去接他的儿子，但因为工作到很晚，所以他请弗雷德里克的祖母去接儿子。

乔赛亚现在非常担心费雷德里克在车上的安全问题，现在除了弗雷德里克的妈妈，任何人都不能开车送他去任何地方。还有，乔赛亚甚至不让弗雷德里克的妈妈上高速公路，或者离家超过5英里。当乔赛亚知道弗雷德里克在车里时，他会非常焦虑，在弗雷德里克安全到达目的地之前，他无法集中注意力。这种焦虑对乔赛亚的人际关系产生了负面影响，因为他不再与朋友和其他家人交往。他的症状也影响了他的婚姻，因为他甚至都不信任弗雷德里克的母亲可以开车送乔赛亚。挥之不去的担忧也干扰了乔赛亚的睡眠；由于焦虑，他难以入睡，任何轻微的声音都会让他醒来。

持续的负性思维、自责和社交孤立影响了乔赛亚的情绪。他大部分时间都感到沮丧，不再做他过去喜欢的事情，比如钓鱼和到大自然中去。乔赛亚不明白，即使他不在车里的时候，创伤为何也会对他的功能产生了如此严重的影响。他的妻子早已忘了这件事，这让他对自己的感觉更糟，让他更难履行自己的责任。

自我保健小贴士

我想这是相当难理解的一章，它到处都是关于认知行为疗法的信息，它要求你深入研究创伤是如何对你的思维和信念产生负面 影响的。即使你可能每天都有这些负性思维，你也要给它们命名并把 它们写下来让它们真实化，当然这可能会带来更多的情绪反应。当你不断地指出并挑战这种负性信念时，你已经建立了大量的自我保护机制。

生活中常规的自我保健方法用来处理创伤效果一般，自我保护并不局限于每周 90 分钟的按摩和每天的瑜伽课程。让自我保护更切合实际，易于管理且有效是很重要的。在完成本章的练习后，你能做哪些小事来给自己充电或疗愈呢？自我保健可以像喝一杯茶或去散散步一样简单。无论你做什么，我都鼓励你在完成这一章后立即安排一个自我保护活动，以帮助你对神经系统进行调节，并奖励自己完成了这项困难且勇敢的工作。

我正在尽我所能运用全部技能和资源，
这就足够了。

本章要点

► 创伤后应激障碍的症候群不仅仅是负性思维和感受，它还包括难以回忆你的部分创伤，你的社会关系问题，以及你可能为创伤而自责。

► 识别与创伤相关的负性思维和核心信念是克服这些症状的第一步。

► 首先挑战负性核心信念是最重要的。记住，这些是创伤后应激障碍"杂草"的根，除非我们可以拔除草根，否则杂草还是会卷土重来。

► 持久的改变需要你反复练习各种不同的思维。你的大脑已花了很多时间来应对创伤和创伤后应激障碍，所以你必须有意识地给它新的、更积极的体验。

► 在你每次试着治疗创伤和创伤后应激障碍后，立即安排一次自我保健练习是一个很好的方法，这可以帮助调节你的神经系统，奖励你的大脑和身体迈出了如此勇敢的一步。

当你在识别自己的负性信念，检查它们并试着用其他替代性思维挑战负性信念时，所遇到的最大障碍是什么？

_____

_____

_____

_____

_____

_____

_____

_____

你准备如何克服这个障碍呢？你需要做什么来确保不让它妨碍你的治疗？

_____

_____

_____

_____

_____

_____

_____

_____

_____

下一步

▶ 练习，练习，练习！你的大脑花了太多时间去处理与创伤相关的负性信念，它需要时间来调整和接受新的、可替代的想法。

▶ 在便利贴上写下最有意义的可替代的想法，并把它们放在你每天都能看到的地方——浴室的镜子上、桌子上或咖啡壶上！

▶ 当你计划你的自我保健活动时，写下那些能帮助你感到神清气爽和有回报的活动。这样，当你需要一些治疗，而你的大脑又一时无法想出一种方法来保护你时，你就可以从这个自我保健清单里挑选一项自我保健活动。

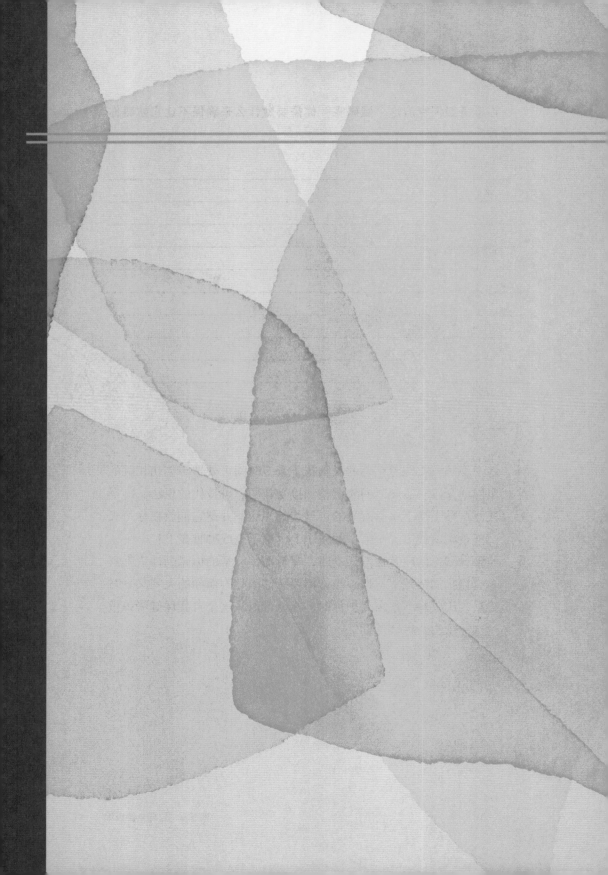

第六章

理解情感和行为反应

你已经很清楚地意识到，**创伤和创伤后应激障碍会影响你的情绪**。带着创伤生活意味着你将长期被焦虑和恐惧所困扰，而且创伤也会让你感到羞愧、沮丧和易怒。本章更深入地探讨创伤和情绪之间的关系，同时帮助你扩展你的应对技巧的工具箱。正如你从上一章所知道的，这些情绪变化会影响你所做的选择，从而影响你的行为（如果需要，请查看第 83 页的认知三角形）。这可能会导致创伤经历者睡眠困难和注意力不集中，甚至会导致他们开始做危险或冒险的事情。探讨并了解这些不太广为人知的创伤和创伤后应激障碍症状，可以帮助你的生活回归正轨。

我可以承认我的感受。

它们是符合逻辑的，不需要被证明。

过度警觉

过度警觉是在DSM-5中定义的最后一个创伤后应激障碍症状群。一般来说，过度警觉指的是由因大脑和身体遭受创伤引起的经常警惕地扫视周围环境以寻找危险迹象的过分警觉状态。你的大脑和身体的反应模仿了第一章中讨论的"战斗－逃跑－冻结"反应。虽然这种生存反应是为了保护我们免受当前和未来的危险，但当你的大脑不断出现"战斗－逃跑－冻结"反应时，你会感到持续不断的焦虑和恐惧，即使周围环境对你的安全没有真正的威胁。与创伤后应激障碍相关的过度警觉的长期影响包括难以集中注意力和睡眠障碍，以及情绪调节和行为问题。

过度警觉可能会给你的日常生活带来非常痛苦的影响。当你在任何地方都感到不安全时，你的大脑和身体会时刻保持高度警惕。这种持续的环顾四周占据了你所有的注意力，也是创伤和创伤后应激障碍导致你错过有意义的经历的另一种方式。这种对周围环境的过分关注会产生焦虑，也会让人疲惫，这使得你很难调节你的其他情绪和行为。这就是为什么创伤和创伤后应激障碍会让你感到更加烦躁，甚至会让你对你爱的人表现出易怒和不耐烦。通过吸毒和酗酒、自残以及任何一种常见的回避症状来应对，都会带来短期内的缓解，但从长远来看，通常会导致更多的问题。

情绪调节

情绪调节是指我们采用一定的策略对不愉快的情绪进行影响和控制的过程。在这本书中，你已经学到了一些情绪调节技巧，包括着陆技术和深呼吸。在本章你将继续学习更多的策略来帮助安抚你的大脑和身体，同时确认你的情绪体验。确认你的情绪意味着你，最好是还有其他人，承认你的情绪是真实的，并且你自己也可以体验到。作为一名创伤经历者，当你的情绪失控时，你可能体验过许多无助的反应，因此，学会应对情绪失控方法可以帮助你改变不良的思维方式，改善身体和人际关系状况。确认你的情绪是学习更健康的情绪调节技能的重要的第一步。

在接下来的章节中，我们将探讨过度的情绪反应，如焦虑、愤怒或易激惹等。我们也会关注一些常见的情绪，比如内疚和羞耻感，当你在治愈的过程中，它们也会拖累你。在阅读本章的时候，请记住，重要的是，学习调节情绪是一种验证你的体验的行为。在这本必读手册中给出创伤的常见情绪反应命名，会让你能够谈论自己的情绪。这可以帮助你升级你的支持系统，当你感到情绪低落时，你需要减少你的"战斗－逃跑－冻结"反应，这样可以保证你的创伤不再困扰你。

易激惹

创伤后最常见的情绪反应之一是易激惹。你在遭受创伤后可能没有意识到自己变得更易激惹。我的来访者经常告诉我，是他们的伴侣或他们的爱人指出了这一点。这种易激惹可能是由小的事件引起的，比如家里杂乱的物品摆放，或者更强烈的情况，比如路怒症。这种经历中的最痛苦之处在于这种易激惹的感觉是难以控制的，就像不知从哪里冒出来的，你无法阻止它。当创伤和创伤后应激障碍没有得到解决时，易激惹很容易转化为攻击性和愤怒。

攻击性和愤怒

攻击性和愤怒在个体经历创伤时是保护性的（记住，这是生存反应中的"战斗"部分），但当威胁不再存在时，就会成为问题。我想让你知道，为了熬过可怕的事情而生气是可以的。虽然这种愤怒可能会帮助你在短期内感到强大，但你可能已经注意到它在你生活中的负面影响。当你的大脑因回忆你的创伤而迅速进入"战斗"反应时，你可能会把你周围对你友善的人赶走，甚至因攻击性而造成精神或身体上的损伤。

内疚

内疚也是一种常见的情感，目的是要告诉你，你做错了什么，这样你就可以做出弥补。当你选择做一些故意伤害他人的事情时，内疚是一种适当的回应。请注意这个定义的意图部分，因为许多创伤经历者对他们的创伤感到内疚，即使他们没有做错任何事。这种内疚感通常源于与创伤相关的负面核心信念，这些核心信念帮助你的大脑理解了这种经历。如果你的负面信念是你应该遭受创伤，那么你就会感到内疚。

羞耻感

羞耻感与内疚密切相关。内疚告诉你，你的行为对他人有伤害；羞耻感是另一种情绪，经常是内在的，会导致你消极地评价自己。羞耻感是一种非常孤独的经历，可能会导致额外的自己毫无价值的感觉。羞耻感通过回避反应激活认知三角的方式可能会导致不健康的应对机制，如自残或社会孤立。研究表明，经历过高度羞耻感的幸存者可能会有更严重的创伤后应激障碍症状，因为它会妨碍人们正确处理自己的创伤经历。

悲伤

我们讨论了创伤和创伤后应激障碍是如何导致幸存者感到沮丧和抑郁的（见第 69 页）。当然虽然悲伤与抑郁有关，但许多创伤经历者经历了悲伤，却没有发展出抑郁症的所有的症状。对创伤改变了你的生活而感到悲伤是有道理的，也是健康的。为你失去的东西感到伤心是度过悲伤所需要的一部分。然而，我们不能因为悲伤可以是一种度过伤心阶段的方式而认同悲伤。因为长期悲伤也会激活消极思想、感受和行为的认知三角，从而导致抑郁。

识别自己的情绪

能够准确地说出你的情绪可能是一项困难的任务。这个练习将帮助你深入了解你的身体情绪体验，所以你就可以清楚区分那些可能感觉相似的情绪，比如恐惧和惊讶。了解你的身体对各种情绪的反应也会指导你选择最有效的应对策略。

在下面的几个空白栏中，我列出了主要的情绪——对生活经历的自然情绪反应，比如当某人去世后感到悲伤。这些情绪已经被证明是所有人都普遍存在的，它本身对我们来说也非常重要。在每一种情绪旁边都有一个空白栏，在此处写下每一种情绪在你身体里的感觉。幸福可能是感觉到你胸口的温暖，心动的感觉；而愤怒可能感觉就像你紧握拳头，脸上发热。如果你很难把你的情绪和你的身体联系起来，闭上眼睛，回忆你感受到的每一种情绪的时刻。闭上眼睛，记住这些感觉记忆，从头到脚扫描你的身体，然后写下你感受到的任何感觉。

愤 怒 _____
_____
_____

厌 恶 _____
_____
_____

恐 惧 _____
_____
_____

幸 福 _____
_____
_____

悲 伤 _____
_____
_____

惊 讶 _____
_____
_____

拓展你的情绪认知

　　了解这些基本的情绪是我们体验这个世界的复杂方式的基石。接下来讲一下情绪轮盘图，轮盘的中心是六大核心情绪，中心外层的次级情绪是从核心情绪中派生出来的。这些都是对基本情感或感觉的情绪反应，比如你仍然为你所爱的人的死亡而感到悲伤。

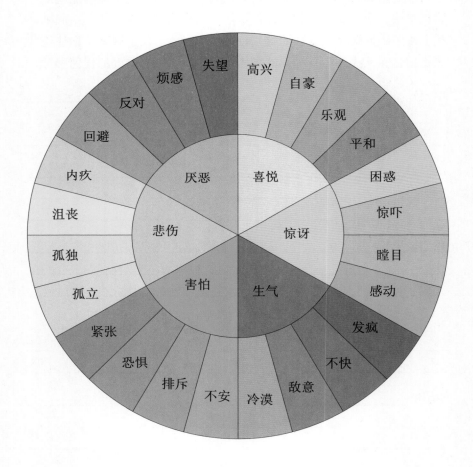

虽然核心情绪一旦触发后就会消失，但次级情绪会让人感觉它们永远不会停止，从而造成更多的痛苦。为了帮助缓解次级情绪，我们将使用正念练习来帮助你识别、确认和接受你所有的全部情感体验。这种做法使用了首字母缩写 RAIN。在开始本练习之前，请阅读以下内容：

自我认知（Recognize, R）：认识到你有一种情绪，并给它起个名字。

自我接受（Accept, A）：接受这种情绪，并允许自己去感受它，而不是试图把它推开。

自我探索（Investigate, I）：带着好奇心来探索这种情绪：它在你的身体里的感觉如何？有什么想法与它有关？这里有不同层次的情绪吗？

不认同（Non-indentify, N）：不用对情绪的痛楚进行认同，这可以让你不加评判地感受到自己的情绪。

做 RAIN 练习时，去你在第二章中创建的那个安静的地方，或者任何安全的不受干扰的地方。做三次深呼吸，扫描你的大脑和身体，以帮助你识别你的任何情绪。然后，完成 RAIN 练习的每一步。做练习时眼睛睁开或闭上都可以。如果有帮助的话，请在下面的空白栏处或你的日记里写下你的体验。

_____

_____

_____

_____

_____

_____

_____

用渐进式的肌肉放松来舒缓心灵和身体

渐进式肌肉放松是一种缓解身体紧张的策略，它也可以帮助你调节情绪。你可能已经注意到，诸如愤怒之类的情绪会引发身体紧张。当这些情绪表现为次级情绪时，身体上的紧张感会在你的身体中聚积，导致你的肩膀和颈部紧绷，肌肉疼痛，头痛和胃痛。

▶ 从躺在一个舒适的姿势上开始。

▶ 做三次深呼吸。

▶ 吸气，将注意力集中在脚上。弯曲脚趾，就像用脚握拳一样。呼气，释放紧张。再重复两次。

▶ 把意念移动到你的小腿，吸气，假装你在用双脚踩油门。呼气时放松，然后重复两次。

▶ 吸气，让大腿上的肌肉紧绷，呼气时放松。重复两次。

▶ 吸气时臀肌用力，呼气时放松。重复两次。

▶ 吸气挤压腹肌；当你放松肌肉时，请呼气。重复两次。

▶ 吸气，把肩膀尽量上抬，靠近耳朵的位置。呼气放松。重复两次。

▶ 在你下一次吸气时，将下巴上下前后移动，以运动你的脖子。呼气放松。重复两次。

▶ 最后，吸气并挤压你的整个脸，就像你吃了一个酸柠檬一样。呼气放松。重复两次。

行为反应

创伤经历者的许多行为变化都是由我们之前讨论过的长期的过度警觉状态引起的。持续的焦虑和恐惧会让你难以入睡，尤其是当你做噩梦的时候。总是保持警觉状态会让你很难将精力集中在安全以外的任何事情上。因为你的大脑在等待另一个创伤的发生，你可能会觉得你总是在回头看。在你的大脑和身体可以放松的少数时刻，你可能会发现突然出现的声音或动作会惊吓你，而对于其他人这种情况却不会发生。当创伤没有被妥善处理时，这些行为上的变化和反应就会发生，因为你的大脑一直处于"战斗－逃跑－冻结"的 反应中。

这些行为变化中最具破坏性的是一些愤怒爆发和破坏性或危险的行为。我们在上一节讨论了愤怒和易激惹的情绪体验，以及这些情绪是如何触发认知三角的。 因此，愤怒和易激惹的情绪会导致小规模的爆发，比如训斥你身边的人，或言语或身体暴力。你的大脑认为这些愤怒或破坏性行为是在保护你，但这些反应会让你更加孤立，或者给自己和他人造成附加的创伤。破坏性行为可能包括药物滥用、自残和不安全的性行为。一些创伤经历者还会故意从事危险的活动，比如超速驾驶，也许是为了感觉到对过度兴奋体验的控制感。

失眠

迄今为止，睡眠障碍是创伤和创伤后应激障碍最常见的症状之一。不管你是否做过噩梦，当你的身体一直保持警觉的时候，你都很难自然轻松入睡。这可能导致失眠，这可能需要相应的治疗。如果你确实做过噩梦，你可能会害怕入睡。当噩梦让你惊醒，噩梦带来的恐惧和身体上的影响可能使你很难再次入睡。

注意力不集中

当创伤和创伤后应激障碍得不到治疗，你的大脑经常出现"战斗－逃跑或冻结"反应时， 你的大脑皮层功能会受损，无法关注身边的事物。这是因为当边缘系统和脑干接管生存反应时，大脑皮层会离线（见第 8 页）。如果你难以集中注意力，你可能会很难在谈话时集中注意力，或者记住你把东西放在哪里了，甚至读一本书或追剧也是一个挑战。这可能会导致工作、家庭和人际关系中的问题。

过度警觉

过度警觉是一种对周围环境的潜在危险持续保持高度注意的状态。这种感觉是由于你的大脑陷入了生存模式；当创伤未愈合时，你的大脑和身体还没有意识到你已不再受到威胁。你在拥挤的空间里可能会感到不安，或者需要在餐馆里背对着墙坐着。当然过度警觉在某些方面有时是适应性的，特别是当你仍然处于潜在危险的情况下。即使在这种情况下引起的，保持持续的过度警觉状态也会给你的身心带来巨大的压力，从而导致其他的健康问题。

易惊吓

紧张或容易被惊吓的感觉与过度警觉密切相关。与本节中的其他症状一样，这种强烈的惊恐反应与"战斗－逃跑－冻结"反应有关。如果你总是处于紧张状态，寻找潜在的威胁，那么你的大脑和身体就会对任何你意想不到的突然出现的动静或声音做出反应。这是生存反应的主要功能——帮助你快速应对任何可能的危险。持续焦虑会引发惊吓反应，让人筋疲力尽，同时也会让睡眠和注意力不集中的问题更严重。

愤怒的爆发

我们已经讨论了愤怒是创伤和创伤后应激障碍的一种常见情绪反应，但我认为反思愤怒爆发对你的生活产生的负面影响的方式是很重要的。睡眠问题、难以集中注意力加上过度警觉和强烈的惊恐反应的综合效应本身已经够令人沮丧的了，当你还要应对创伤对你身心造成的许多其他反应时，你可能会很快产生愤怒是可以理解的。然而，愤怒的爆发会导致更多的语言和身体暴力，最终会对你和你所爱的人造成更多的伤害和创伤。

破坏性或危险的行为

创伤会导致许多类型的破坏性或危险的行为。一个潜在的原因是大脑的生存反应，这可能导致在大脑皮层离线时做出冲动的决定。这可能会导致受创伤者采用药物滥用来自我治疗，或试图自我伤害来调节情绪。分离感也会将创伤经历者置于危险的境地，包括从事危险的性行为。一些创伤经历者故意参与危险的活动，比如跳伞或飙车，以他们所控制的方式感受战斗－逃跑或冻结反应时的身体冲击。这些行为是逃避的形式，但很容易导致额外的创伤，甚至死亡。

战胜杏仁核劫持

导致行为变化的过度警觉反应通常被称为杏仁核劫持。这个词是丹尼尔·戈尔曼在他的《情商：为什么它比智商更重要》一书中首次提出的。

在你的日记里，我想让你写下杏仁核劫持对你日常生活的影响。使用上一节中讨论的行为变化，选择对你的生活影响最大的一个。例如，如果睡眠给你带来了最严重的问题，因为你每晚只睡了几个小时，那么写下失眠是如何影响你白天的情绪和行为的。你可能会在工作中感到烦躁，并且很难完成项目。

探索行动倾向

改变你对强烈情绪的行为反应，应从你觉察到在某种情绪下的反应开始。这个练习使用可视化冥想来帮助你提升觉察力。

▶ 以一个舒适的姿势开始，可以坐着或躺着。闭上眼睛，让你的思绪游离到一个你感到强烈的负面情绪的时候。

▶ 回到那一刻，注意环境的所有细节，和你一起在那里的人，以及任何气味、声音等等。

▶ 看到你自己在事情发生时的样子。注意与之相关的情绪。如果可以的话，给这些情绪命名。

▶ 识别最强烈的情绪，注意你身体里的哪部分有这种感觉。

▶ 意识到你现在想做什么来回应这种情绪，忽略你在这次经历时实际做了什么。

▶ 让这一刻过去，看着它在你的脑海中消失。在你睁开眼睛前，请先做三次深呼吸。

完成可视化冥想练习后，请回答以下问题：

1: 想象一下消极的情感体验是什么感觉?

_____

_____

_____

_____

_____

2: 你对消极情绪做了什么反应? 行动的倾向是什么?

_____

_____

_____

_____

_____

　　你也可以使用这个练习来探索与积极情绪相关的行动倾向。如果你尝试这种方法,思考一下你的行为在消极和积极的情绪体验之间的不同。

相反行动

　　现在你已经觉察到自己是如何回应不同的情绪的,现在是时候开始思考如何有意识地改变你的反应了。告诉你自己要改变情绪很困难,但你可以更加意识到因为某些情绪而发生的行为,并选择以能让你感觉更好而不是更糟的方式做出反应。

　　相反的行动可以帮助你阻止那些不想要的情绪。想想给你带来最大痛苦的情绪,这些可能包括愤怒、恐惧和悲伤,也可能是 94 页情绪轮盘图中的某种情绪。选择最困扰你的三种情绪,在下面的空白栏中写下你通常针对每一种情绪的反应,然后写下一个相反的行动。例如,你可以小声说话,而不是因愤怒而大喊大叫。如果你很悲伤,想要离开你所爱的人，你可以选择打电话给你最好的朋友。确保你选择了与你实际上想做的相反的行动！

_____

_____

_____

_____

金的故事

金是一名 47 岁的女性，童年时经历过情感、身体和性虐待。在她的成长过程中，她的父母都是酗酒者，经常打金和她的兄弟姐妹。她的父母还给他们起了个绰号，让金觉得自己永远都不够好。有一次她的父母喝醉了，金记得被一个过来和他们的父母喝酒的男性朋友性侵了。

金 14 岁时，金和她的弟弟和妹妹被儿童保护服务机构从父母身边带走。他们可以一起住在寄养家庭，但他们总是担心他们是否会再次回到亲生父母身边，他们更想待在养父母提供的更稳定的环境中。事实上，他们再也没有回过原生家庭。

金从来没有告诉过任何人关于性虐待的事。在寄养期间，金似乎总是在学校和家里因为和其他孩子打架而陷入麻烦。随着年龄的增长，金开始尝试吸烟、吸食大麻和饮酒。高中毕业后，金上了大学，但由于她经常参加聚会，很难跟上学业。

在金上大学的第二年，她发现自己感染了一种无法治愈的性传播疾病 (STI)。尽管她知道自己应该在性爱时使用避孕套，但她不愿意选择那样做，因为这样更刺激。性传播感染的结果是，金不能生孩子，尽管她非常渴望有自己的家庭，给她的孩子们她从未有过的生活。遗憾的是，深深的自责和沮丧导致了金的严重抑郁。她不再上课，最终辍学了。她能够工作，但只是勉强维持她的漂泊生活。

随着金的抑郁进一步恶化，她再次通过酗酒来应对。酒精不仅有助于她的睡眠，避免了她童年被虐待的噩梦，还消除了持续的对再次受伤的恐惧和担忧。然而，这些行为也让她的兄弟姐妹和那些想要帮助她的亲密朋友不愿再和她来往，最终让她感到更加沮丧。随着金的抑郁越来越严重，她开始不断地自残，这样她就可以感觉到除了抑郁之外的任何东西。

管理你的反应

学会应对创伤和创伤后应激障碍对你的情绪和行为的影响是你康复的关键一步。使用情绪调节技能一开始可能会觉得尴尬，或者你可能不相信它们会奏效。

回想一下你学习其他新的东西的时候，比如一项新的运动。你第一次这么做时很可能是一场灾难。你没有协调感，你不知道规则，你必须非常努力地去做最基本的事情。然而，随着时间的推移和不断的练习，你的肌肉和大脑开始理解一切，直到这项新的运动自然而然地变成了一种本能反应。同样的道理也适用于学习管理创伤和创伤后应激障碍对你的情绪和行为的影响的新方法。

当你第一次开始使用情绪调节技巧时，重要的是要尝试多种策略，直到你找到那些最适合你的策略。当你感到焦虑或需要确定你是否安全时，一些策略，比如着陆练习，可能会更好。其他策略，如渐进式肌肉放松和正念练习，在你需要释放身体和情绪紧张时可能更有帮助。记住，每个人都是不同的，所以适合你的技能未必会是我喜欢的技能。

当你熟练掌握情绪调节技能时，你就会开始注意到你对于导致创伤的事件和其他压力源的应对方式的变化。如果你一直处于高度警惕状态，你可能会注意到你不再那么焦虑，身体也不那么紧张了。如果你学会了调节愤怒情绪的技巧，也许当有人做了一些恼人的事情时，你也不会那么生气。定期练习情绪调节技能也会使你的体内练习更有效，因为你将能够更容易地度过自我暴露引起的恐惧和焦虑。这也适用于质疑你的与创伤相关的负面思维和信念，因为这项工作会带来很多情绪。

参与社会支持练习

还记得我在第二章中让你确认的那个可以支持你的人吗？现在是时候与他们联系或重新联系他们了，谈谈关于你在这本书中正在做的自我康复训练，同时也回顾你迄今为止所学到的情绪调节技能。

使用以下的清单，标记出最适合你的应对技巧，并在提供的空白栏中记录下它们的帮助。也许当你感觉自己即将处于解离状态时，着陆练习会有帮助，或者渐进性肌肉放松会帮助你释放由恐惧或焦虑引起的紧张。

接下来，我想让你教会你的援助者使用那些对他们感到焦虑或超负荷时最有帮助的技能。这将帮助你的援助者参与你的治疗，同时潜在地也教会他们一个非常好的情绪调节技能。

☐ 5-4-3-2-1 着陆 ＿＿＿＿＿＿＿＿＿＿＿

☐ 挑战负面信念 ＿＿＿＿＿＿＿＿＿＿＿

☐ 腹式呼吸 ＿＿＿＿＿＿＿＿＿＿＿

☐ 着陆工具箱练习（见第 39 页， ＿＿＿＿＿＿＿＿＿＿＿
　 然后写下你最喜欢的东西） ＿＿＿＿＿＿＿＿＿＿＿

☐ 写日记 ＿＿＿＿＿＿＿＿＿＿＿

☐ 正念 / 冥想 ＿＿＿＿＿＿＿＿＿＿＿

☐ 渐进性肌肉放松 ＿＿＿＿＿＿＿＿＿＿＿

☐ RAIN 练习 ＿＿＿＿＿＿＿＿＿＿＿

☐ 可视化冥想（自我引导或使用 ＿＿＿＿＿＿＿＿＿＿＿
　 应用程序 /YouTube）

通过自我关怀来克服创伤

让我们面对现实吧，无论你多么努力，改变都不是那么容易，即使当你在努力控制你与创伤相关的情绪和行为时，你也会挣扎。

对抗这些挑战可能会损害你的自尊，导致大量负面的自我对话。这将削弱你继续做这项工作的动力，让你再次陷入困境。

为了对抗消极的自我对话，帮助你回到恢复的道路上，我希望你想象有一个好朋友来和你分享你对自己说的所有消极的话。现在，请回答以下问题：

1： 你会如何回应你的朋友？你会做些什么或说些什么来帮助他们克服负面的自我对话和其他障碍呢？

_____

_____

_____

_____

_____

_____

2： 你在回答问题 1 时提到的词语或动作与你对待自己的方式有什么不同？如果你像对朋友的反应一样回应自己，会有什么变化呢？

_____

_____

_____

_____

_____

_____

| 正方形呼吸法 |

正方形呼吸法是另一种呼吸技巧，可以在你感到焦虑或烦躁或入睡困难时使用。在你开始之前，先为自己创造一个安静的环境，或者任何安全无干扰的地方。从坐着或躺卧的姿势开始。

当你自然呼吸时，想象自己在沿着正方形的呼吸是什么感觉。注意你身体中与这个正方形相接触的部位，并注意它们是如何随着每次呼吸而变得柔软的。然后，在呼气时，开始以下练习：

► 慢慢地呼出你肺部的所有的空气。

► 用鼻子轻轻吸气，数到4。

► 屏住呼吸，数到4。

► 慢慢地通过嘴呼气，数到4。

► 屏住呼吸，数到4。

► 重复此步骤2～4次。

完成你的练习后，在你进入到下一个活动之前，检查你的身心反应。如果你仍然存在紧张或其他身体或情绪上的不适，做另一轮的方形呼吸或使用其他技能，如着陆练习或渐进性肌肉放松。

自我保健小贴士

　　注意并说出创伤和创伤后应激障碍对你的情绪的负面影响，可能会让人很难承受。这需要强大的内心力量，例如，创伤是如何让你一直感到愤怒，并让你痛斥你最爱的人。当你完成这一章时，我希望你能接受现在的自己。

　　一种强大的自我关怀的练习被称为全然接纳。这种练习是承认有些事情，比如你过去的行为，超出了你的控制范围或你已经无法改变。全然接纳不是放弃或屈服，而是真诚地面对自己，接受在你的生活中发生过不好的事情，而你并不总是能以让你感觉良好的方式来应对。通过接受这个事实，不再试图穿越到过去并改变它，你就可以活在当下，觉察到你当下所有的情绪，并对你的行为做出有意识的改变。当你开始在日常生活中使用这个技巧之前，请先在一个安静的地方练习。

我放弃了那些我无法改变的东西，

我每天都会在我的治疗过程中采取行动。

本章要点

▶ 过度警觉是当你的大脑反复出现"战斗 – 逃跑 – 冻结"的反应的表现。这会导致强烈和长期的焦虑,从而影响你的情绪和行为。

▶ 学习情绪调节技能,可以帮助你更好地管理与创伤相关的情绪,例如:愤怒、内疚、悲伤和羞耻感,这是非常重要的。

▶ 创伤和随后的情绪会对你的行为和行动有很大的影响。这可能包括愤怒的爆发,但也可能包括更严重的事情,比如自残和药物滥用。

▶ 练习你的情绪调节技能是成功的关键。尝试多种策略对于帮助你找到适合自己的策略是很重要的。

▶ 全然接纳是一种有效的方式,可以将自己从创伤和创伤后应激障碍所造成的不良情绪和行为反应中解脱出来。

　　学习在各种情况下使用健康的应对技巧将帮助你进一步加强这些能力。你在本书中学到的情绪调节技能对你处理与非创伤相关的情绪和反应有什么帮助?

_____

_____

_____

_____

_____

_____

_____

_____

_____

_____

练习全然接纳的一个有用的方法是要肯定自己。从这个必读手册或其他书中，你发现有哪些有帮助并且可能帮助到你的全然接纳练习？

_____

_____

_____

_____

_____

_____

_____

_____

_____

_____

_____

下一步

► 无论你做什么，都要练习你的应对技巧！我想我说得还不够。练习可以强化你对这些技能的使用能力，也可以帮助你在需要的时候使用它们，并作为一种生活方式。

► 自我关怀是非常困难的。通过如何和朋友对话这个练习可以帮助你停止负面自我对话的恶性循环。

► 请确保与你的援助者保持联系。你要教给你的援助者你最喜欢的情绪调节技能，所以别忘了这样做！当你们在一起练习的时候，计划一些有趣的活动。

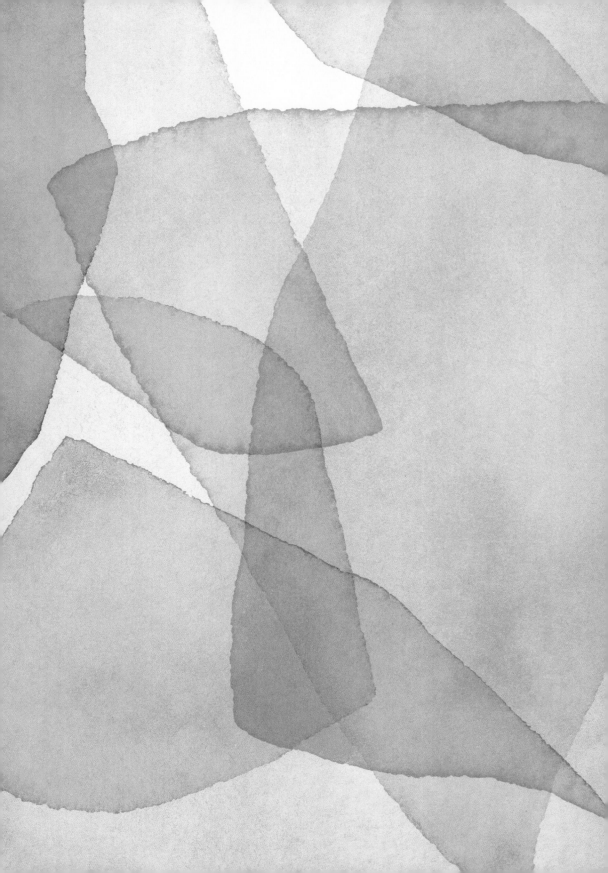

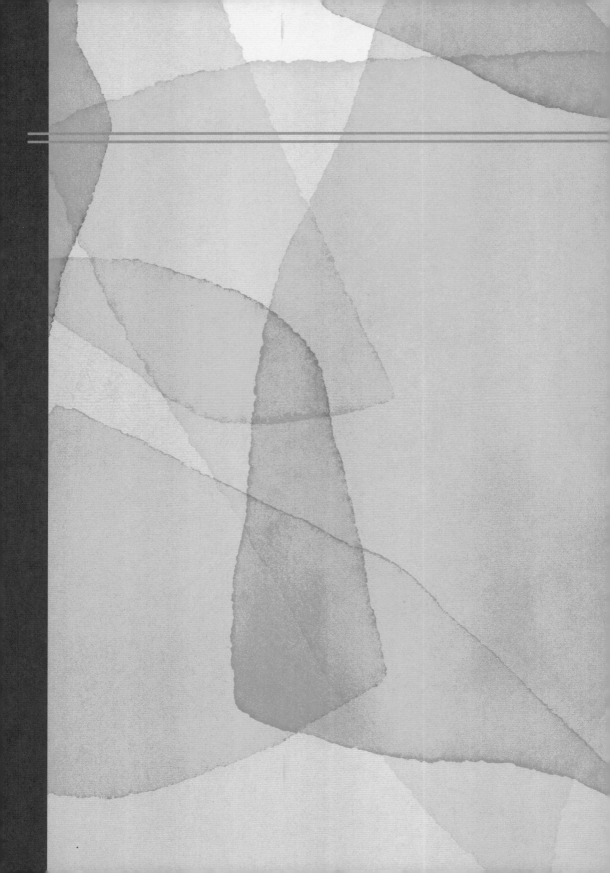

第七章

治愈你的身体

　　本章不仅讨论当你被触发不良情绪或不堪重负时，创伤和创伤后应激障碍给你身体带来的感受，我们还将更详细地介绍创伤对你身体健康的长期影响，同时还提供了如何治愈这些看不见的伤口的方案。这种治愈方法中的很大一部分是通过自我保健来实现的。我们在整本书中都涉及自我保健，但本章给予了它重点的关注。自我保健不只是泡泡浴、冥想和瑜伽。我希望，在本章结束时，你将不仅能够拥有照顾好自己的方式，同时还能拓展出自我保健的实践方法。我不希望你只是创建一个自我保健的"待办事项清单"，我们将帮助你围绕如何关怀自己的身心，最终形成一些方法，打造出可持续的生活方式。

我在努力让我的情绪、心理和身体更健康。

自我保健是值得花时间的。

创伤后应激障碍对身体的影响

长期生活在生存模式中，意味着你的大脑和身体经常充满压力负荷。当你进入战斗－逃跑或冻结反应时，无论是否存在实际威胁，你的大脑都会释放压力荷尔蒙皮质醇，这种激素会启动求生反应，帮助你的大脑和身体快速做出反应。如果你确实处于危险之中，这种反应是很好的保护性反应，但是对于 PTSD，无论当前是否存在威胁，身体的这种反应都会发生。身体系统中皮质醇的增加会使你面临更大的焦虑、抑郁、心脏病、记忆／注意力困难和体重增加的风险。

创伤尤其是儿童早期创伤，影响的是另一种激素——催产素。这种激素通常被称为"爱情激素"，对婴儿期的亲子关系至关重要，当你与他人进行身体接触时也会释放出来。当婴儿经历创伤时，创伤会减少大脑释放催产素的量，这会使大脑更难以适应压力，从而导致以后的生活中出现更多的身体问题。

PTSD 和创伤也会导致你的身体发炎。炎症是身体免疫系统消除感染的一种方式。然而，在 PTSD 中，中枢神经系统可能会变得异常失调和过度活跃，以至于它会使你的身体进入持续的免疫反应状态，从而导致慢性炎症。这种失调始于长时间的"战斗－逃跑或冻结"反应，即使没有真正的威胁，它也会不断要求你的大脑释放皮质醇。持续的过度兴奋状态阻止了副交感神经系统发挥调节求生反应的作用，这意味着越来越多的皮质醇被泵入你的身体。这种过量的皮质醇会让你的免疫系统兴奋起来，从而导致慢性炎症。这是 PTSD 可导致自身免疫性疾病、慢性疼痛和心脏病的另一个原因。

荷尔蒙变化和炎症对身体的影响各不相同。这些变化可能表现为微妙的身体症状，例如肩膀紧绷，或导致严重的健康问题。第 113 页的两个列表详细说明了 PTSD 和创伤如何影响你的身体的。第一个列表是常见的身体症状，第二个列表详细说明了长期作用导致的负面健康后果。在阅读这个列表时，请检查你当前感受到的症状或健康问题。

创伤后应激障碍的身体症状

☐ 慢性疲劳

☐ 手脚冰凉

☐ 混乱和记忆问题

☐ 经常患普通感冒

☐ 胃病

    ☐ 频繁胃痛

    ☐ 胃灼热

    ☐ 肠易激综合征 (IBS)

☐ 溃疡

☐ 呕吐（与饮食失调无关）

☐ 头痛和偏头痛

☐ 更严重的过敏

☐ 肌肉萎缩和增肌问题

☐ 肌肉疼痛和紧张

☐ 耳鸣

长期健康影响

☐ 自身免疫性疾病

  （不是详尽的列表）

    ☐ 乳糜泻

    ☐ 克罗恩病

    ☐ 纤维肌痛

    ☐ 红斑狼疮

    ☐ 银屑病

    ☐ 类风湿性关节炎

☐ 心脏病

☐ 高血压

☐ 肥胖

☐ 中风

☐ 2 型糖尿病

    了解了创伤和 PTSD 会对你的身体健康产生如此多负面的影响后，可能会令人恐惧。但是，本节也能触动你验证现在遇到的身体问题。创伤经历者开始出现无法解释的身体症状是很常见的，这些症状可能会被医疗服务提供者忽视或误诊。幸运的是，第一章中讨论的不良童年经历研究现在已得到了心理健康卫生专业人员更广泛的认可。由于大多数医疗服务人员不会评估患者的创伤史，因此可能需要对医疗服务人员讲述你的创伤史与当前身体症状之间的相关联系。讲述并不意味着必须分享你经历创伤的所有细节，但把创伤相关信息提供给医疗服务人员，对诊疗及选择有效的干预措施来治疗你的身体症状是有益的。

你目前对创伤所做的康复工作以及你接受的任何其他循证创伤治疗，也将改善你的身体症状。请记住，创伤康复工作的目标是让你的大脑和身体知道你不再处于危险之中，这自然会降低你的大脑进入生存模式的惯性，从而限制体内产生皮质醇和炎症反应的数量。一旦压力荷尔蒙和炎症消退，你的身体将不再受到慢性压力的影响。本章的其余部分侧重于学习应对技巧和制定一个切实可行的自我保健计划，重点关注你的情绪和身体健康。

反思你的身体健康状态

既然你知道你的身体问题或多或少与创伤和 PTSD 有关，那么我们来一起制定计划，以便获得你需要得到的医疗帮助。在下面的空白栏里写下你现在感受到的情绪，这样你可以更好地了解 PTSD、身体疼痛和其他健康问题之间的联系。 允许自己感受这些情绪；不要把它们推开。欢迎你使用我们在上一章（见第 106 页）中练习的全然接纳技巧，让你的身体在当下的呼吸时体验这些感觉。

_____

_____

_____

_____

_____

_____

_____

_____

_____

_____

接下来，列出在你康复之旅的这个阶段可提供帮助的任何医疗服务人员或可预约方式。这里可能包括创伤治疗师和 / 或你的初级保健医生，但也可能包括专科专家，如心脏病专家、内分泌专家或营养师。然后在写好的每个提供者或需要的预约的旁边，再标注一些关于后续步骤的说明——也许你需要打电话给你的保险公司以帮助你找到承保的提供者，或者，如果你已经建立了一个联系，请选择一个打电话和预约的时间。

_____

_____

_____

_____

正念行走

解决因创伤和 PTSD 引起的身体表现，需要与你的身体建立联系。正念行走是练习正念的一种积极的方式。基于运动的正念可以帮助你释放焦虑的紧张情绪，同时培养活在当下和不评判的正念技能。

为了练习，我希望你去散散步。可以在你的客厅或外面散步。我希望你通过关注迈出的每一步，以使注意力保持在当下。全身心去注意你的脚后跟接触地面，以及脚掌向前摆动到脚趾的方式。注意你的脚踝和小腿是如何参与每一步的。一旦与这些感觉联系起来，再专注于臀部，然后是你的躯干和手臂，最后是你的脸和脖子。每次当你的大脑走神时，都不要责备自己。相反，回到你的大脑分心之前注意的身体部位即可。

在你从下到上关注完身体之后，如果你想与外部环境建立联系，可以开始去感受微风吹拂在皮肤上的感觉，可以好奇听到的声音、看到的东西或注意到的气味。向自己描述这些细节，而不评判它们是好是坏。

平静之所

在你的脑海中建立一个你可以躲避或逃离的安宁之所，是一种非常治愈的练习。当你感到焦虑或被触发时，或者当你感到平静并想要获得更大的放松感时，可以使用它。想象一个能让你感到平静、放松和安全的地方。可以是你去过的真实地方，也可以是你想象中的某个地方。当你将这个平静地方的形象带入脑海时，请密切注意每一个细节。通过描述你能看到的一切来了解你所处的周围环境。注意景观的颜色、形状和纹理。捕捉那里的声音，感受这个地方创造的节奏。注意你能嗅到的任何东西，比如海水或花香。当你的大脑连接到这个平静的地方时，向自己描述一下这种气味。最后，在这个空间中意识到你的身体。如果你是站立的，请感受脚下的地面和皮肤上的空气。如果你坐着，请注意身体下方的支撑。注意平静、受保护和安全的感觉。

本斯的故事

本斯是一名 67 岁的老年男性。一个家庭成员在本斯年幼时对他进行了性虐待。尽管他将虐待告诉了他的母亲，但家人没有采取任何措施保护他或阻止性虐待继续发生。18 岁那年，他为了离家而参军，很快就被派往越南。当他回来时，他出现了典型的创伤后应激障碍症状，但羞于告诉任何人他的问题或寻求帮助。他一直生活在战争的痛苦中，这对他的心理和身体都产生了影响。

当本斯从越南回来时，当他听到任何突如其来的噪音都会跳起来。七月四日和除夕，他会经常一大早就开始喝酒，在人们开始放烟花前，他可以醉到不省人事。如果他没有醉倒，烟花爆炸声将会把他带回到他在越南的那段经历。本斯经历了闪回，出现过幻觉，有很多人告诉他，在放松的假期，他会突然蹲下并惊恐地尖叫，因为他真以为自己受到了攻击。

本斯一直在烦躁和愤怒中挣扎。对声音和突如其来的动静非常敏感，这让他筋疲力尽，对别人也没什么耐心。这影响了他的人际关系，也是他离婚的原因之一。然而，他离婚的最终原因是本斯的酗酒失控。后来，他每天都要喝醉，而且不再是偶尔为了躲避烟花之类的触发因素。这让他更加具有攻击性、咄咄逼人，甚至导致对妻子家暴。

随着时间的推移，本斯的心理痛苦开始对他的身体造成伤害。开始时经常头痛和胃痛，后来他开始出现慢性背痛。这导致他喝更多的酒来麻痹疼痛，从而导致了胃溃疡。当本斯去他的初级保健机构就他的身体症状寻求帮助时，他的医生发现他是由于溃疡导致了内出血，并出现了贫血。本斯的医生能够治疗溃疡，但由于本斯不知道要透露他曾受的创伤或他酗酒的真实原因，因此无法解决根本原因。遗憾的是，本斯的健康问题越来越恶化，导致心脏病发作，使他在医院里住了三个星期。

关注自己

自我保健这个词在很多场合都会出现，你可能在媒体、工作场所或社交圈中都听说过它。有很多方法可以定义自我保健，但我将重点介绍世界卫生组织 (WHO) 的定义来帮助我们了解这个概念：自我保健是"个人、家庭和社区促进健康、预防疾病、保持健康的能力，并在有或没有医疗保健提供者支持的情况下能应对疾病和残疾。"

在个人层面上，自我保健通常围绕一个人的情绪、身体和精神健康。许多人认为自我保健是一种自我纵容，但事实远非如此。自我保健首先要达到满足最基本的需求，例如良好的卫生习惯、健康的饮食、身体运动以及精神或社会联系。某些形式的自我保健可能是放松的，例如度假，但在度假中你如果连基本需求都不能满足，自我保健是无法实现的。

达到自我保健的一种方法是通过马斯洛的需求层次论来看待它。亚伯拉罕·马斯洛是一位心理学家，他在 1943 年写了一篇题为《人类动机理论》的论文，概述了他的理论，即你要发挥最大的潜力，必须首先满足你的基本需求。他的理论最常使用下面这张图来呈现：

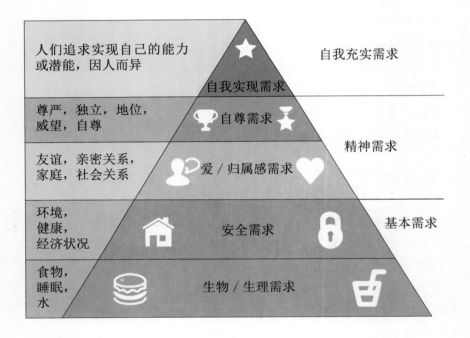

我们可以使用马斯洛的需求五层次论来重新理解自我保健的含义。层次论中的基础是生物 / 生理需求类别，其中包括食物、水和休息，即前面提到的健康饮食的自我保健需求，帮助我们再次牢记睡眠对健康至关重要。紧接着下一层是安全需求类别，其中包括你的生活环境，还包括经济和健康。再下一个层次，是爱 / 归属感需求类别，包括人类生存所需的社会互动和关系。如果没有这些社会关系，我们就无法在下一个层次结构中发展或获得自尊需求。最后一个层次是自我实现需求，包括按摩和度假等高阶项目，也包括一些常规活动，如创意爱好。如果不满足基础级别的需求，你的大脑和身体就无法安全地在最后一层进行创造性的表达和自我实现。

　　作为创伤经历者，你知道缺乏安全感会影响你的日常活动。这种情况下要求你专注于照顾自己可能非常困难，尤其是与创伤相关的负面信念会让你认为自己不值得照顾。当这些想法妨碍你时，请记住你学习过的第 5 章中的技巧。挑战这些想法很重要，因为你值得这样做。自我保健是一项需要时间、努力和坚持才能培养的技能，但从长远来看，它确实会让你最终获得回报。现在来制定一个自我保健计划，以支持你的基本需求和个人成长。

确定自我保健计划

　　到手册的这个阶段，你已经培养了许多自我保健的实践方式。当你准备使用本章来制定一个可实现的自我保健计划时，第 103 页的参与社会支持练习是一个很好的开始。

　　在当前的练习中，你将使用马斯洛的需求层次论来反思你以往关心自己的方式。 请记住，这不仅包括一些基本活动如刷牙和保持身体水分等，也包括深呼吸、着陆和冥想等训练技能活动。

　　将你的日常任务重新定义为自我保健可能会很棘手。所以我已经准备了一些指导性问题，以在你完成练习时激发你的想法。

第 1 层次：生物 / 生理需求：我如何照顾自己的身体？

_____

_____

_____

_____

_____

第 2 层次：安全需求：我如何为自己创造安全感?

_____

_____

_____

_____

_____

_____

第 3 层次：爱 / 归属感需求：我如何与他人建立联系?

_____

_____

_____

_____

_____

_____

第 4 层次：自尊需求：我如何看待我的成就和价值?

_____

_____

_____

_____

_____

_____

第 5 层次：自我实现需求：我如何让自己变得富有创造力和表现力？

_____

_____

_____

_____

_____

_____

_____

自我保健追踪表

　　追踪你的自我保健实践过程可以帮助你更好地梳理你的日常活动。这里的自我保健追踪表仅适用于你在上一个练习中列出的作为你已经定期或半定期进行的自我保健的实践。对于自我保健的活动类型，你可以把上一个练习中确定的内容直接转移过来。如果你没有对所有类别都去实践，那也没关系——下一部分将帮助你弄清楚如何填补缺失的区域。

　　在一周列表中为你每天进行的自我保健实践打一个对勾。

　　在开始之前要记得复制这个追踪表的副本，以便你可以在实施自我保健计划过程中，随时间变化重复使用它。

	星期一	星期二	星期三	星期四	星期五	星期六	星期日
生物 / 生理需求							

	星期一	星期二	星期三	星期四	星期五	星期六	星期日
安全需求							
爱/归属感需求							
安全需求							

	星期一	星期二	星期三	星期四	星期五	星期六	星期日
自尊需求							
自我实现需求							

为不完美而规划

随着你对自我保健的看法发生变化，请使用以下提供的空白栏，写下当你没有遵循自我保健的宏伟计划时，你打算如何原谅自己。这是一种宽容的练习，我们首先假设你并不完美。因为你是人，会有早上不想洗澡或吃太多垃圾食品的日子。为这些时刻，你的大脑和身体需要准备好，接受属于人类的缺陷。我们的目标不是让你有能力做到完美，而是计划在你不可避免地犯错时如何原谅自己并保持继续前进。你可以选择将其写为列表或段落，通过头脑风暴集思广益，描述你将如何克服自我保健计划中的自然失误。

_____

_____

_____

_____

_____

_____

_____

_____

_____

_____

_____

_____

_____

_____

_____

_____

_____

_____

日常自我保健

我们将以上一节讨论的自我保健计划为基础，探讨解决你的身心健康的多种方法。我想从建立在你日常习惯中的活动开始。使用自我保健追踪表（参见第 121 页）将帮助你更好地了解哪些日常做法最有帮助，以及在哪些方面可以加强你的日常工作。养成新习惯的最佳方法之一是将其与已经建立的习惯相结合。假设你想进行更多的体育锻炼，并且你已经养成了每天出门查看邮件的习惯，或许，你可以不直接去邮箱，而是绕着街区走一走，然后在回去的路上拿邮件。你还可以对当前的习惯进行一些小的改变，例如在咖啡上撒些肉桂或添加蒸牛奶而不是用奶精来让你的咖啡更美味。

如果不讨论冥想和瑜伽，任何自我保健部分都是不完整的。这样说虽然部分是出于开玩笑，但我也是认真的。这两种方法对你的神经系统非常有疗效，特别是当与创伤和创伤后应激障碍的循证治疗一起使用时。

冥想鼓励你在没有评判的情况下活在当下，并且可以帮助你容忍你的情绪和身体反应，而不做好或坏的评价。当你努力处理与创伤相关的思维和情绪时，这可能会有所帮助。

瑜伽是一种身体姿势的体位练习，但它也结合了呼吸和冥想。事实上，瑜伽可以被认为是移动式冥想，因为每个姿势都与吸气和呼气相关联。无论是单独使用还是组合使用，我都鼓励你探索如何将瑜伽和 / 或冥想添加到你的自我保健方案中。

其他重要的自我保健形式包括锻炼、健康饮食、业余爱好、睡眠和社交互动。老实说，大多数人都不关心这些基本需求，所以当你在处理创伤和 PTSD 时，这是一座需要翻越的更高的山峰。

当你想到创伤和 PTSD 对身体的影响时，改变你的饮食、锻炼和睡眠模式会大有帮助。尤其是睡眠，会以积极和消极的方式产生重大影响。你知道吗，当睡眠不足的人开车时，他们和醉酒司机一样危险。如果你的睡眠问题主要是由 PTSD 和噩梦引起的，我鼓励你寻找一位从事对失眠和噩梦进行认知行为疗法 (CBT–I+N) 的治疗师。

将这些变化与更有意义的社交互动，或新的或既定的爱好相结合，可以对你的康复产生积极影响。当你在接下来的练习中探索自我保健目标时，还要考虑你可以采取哪些方法将自我保健与你的亲密关系联系起来。

养成新的健康习惯

除了日常生活中的自我保健实践之外，我希望你列出两个清单。第一个清单是你当前进行或曾经进行的属于自我保健类别的活动列表。 也许你以前有经常练习爱好或锻炼，但自从你受到创伤之后，就停止了。第二个清单将是你从未做过但想尝试的自我保健实践。例如，如果你想吃得更健康，你可以开始制定膳食计划。你不必做这些列表中每一件事情，将它们放在这里，是可以让你的大脑在你需要治疗时，更容易选择健康的活动。

我的活动或曾经从事的活动	我想尝试的活动

自我保健活动追踪表

接下来，你将完成一个自我保健活动追踪表，以帮助组织你的自我保健计划。**在你写任何东西之前先复制这些页面，这样就可以在你的自我保健需求发生变化时再次使用它们。**

第一部分要求你评估你在每个自我保健领域的表现，从 1（非常差）到 5（非常好）。根据该评估，下一部分要求你列出你最优先考虑的自我保健活动，你可以将其分类为需求层次结构中的五个自我保健领域。然后，你将写下其他重要但不紧急的自我保健行为，再次是你每天都要做的活动。本节包含以前的每日复选框，以帮助你在练习时进行跟踪。

评估：你在每个自我保健领域的表现如何？

► 生物 / 生理需求：① ② ③ ④ ⑤

► 安全需求：① ② ③ ④ ⑤

► 爱 / 归属需求：① ② ③ ④ ⑤

► 自尊需求：① ② ③ ④ ⑤

► 自我实现需求：① ② ③ ④ ⑤

自我保健活动：根据你之前的评估，你将如何照顾自己？

最重要的	时间	生物 / 生理 需求	安全 需求	爱 / 归 属感 需求	自尊 需求	自我实 现需求

重要但不 紧急的	时间	生物 / 生理 需求	安全 需求	爱 / 归 属感 需求	自尊 需求	自我实 现需求

自我保健的 日常步骤	星期一	星期二	星期三	星期四	星期五	星期六	星期日

自我保健备用计划

在你的康复过程中会有很多时候，当你想为自己做一些有帮助的事情时，由于你的大脑处于求生模式，从而很难做出决定。这个自我保健备用计划是希望你在这种情况发生之前要准备的事情，希望当你需要它时，你已经准备好了。该计划将帮助你专注于做什么、谁可以提供支持，以及当你感到不知所措或陷入危机时如何更积极地思考。

1：想象一下消极的情绪体验是什么感觉？

什么可以帮助你放松？

_____

_____

_____

_____

_____

你怎样才能保持身心平静呢？

_____

_____

_____

_____

_____

2：如果你需要援助或有帮助的交流，你可以联系谁？

姓名：_____   电话号码：_____

姓名：_____   电话号码：_____

姓名：_____   电话号码：_____

3：你能对自己说些什么积极的事情，而不是听些消极的自我对话？

a. _____

b. _____

c. _____

　　这些问题旨在帮助你集思广益制定计划。将此计划誊写到 3 × 5 英寸的卡片上，这样你就可以快速轻松地随身携带参考资料。或用你的手机拍张照片，也可以帮你随身携带。你可以在下面的空白栏处开始起草此计划。

_____

_____

_____

_____

_____

_____

_____

自我保健小贴士

　　尽管在康复过程的这个阶段，更关注于自保我健的方法，而不是创伤史，但这样做仍然具有挑战性。我知道，当努力调节自己的情绪时，最不想考虑的就是如何善待自己。这正是负性信念战胜你的方式。我相信你也会有类似的感受，毕竟，我们都是人。我希望这一章能帮助你做好准备，以最健康的方式来处理你的痛苦。

　　无论你的大脑是否能够自我照顾，都要花点时间坐下来感受一下你的想法和情绪。闭上眼睛，从深呼吸三次开始。使用不评判的正念技巧，这样你就可以觉察到此时此刻的反应。如果你注意到有益的想法或身体感觉，请与它们在一起，但不要试图依附于它们。如果你注意到无益的反应，请使用相同的技能，来了解它们如何在你的思想和身体中移动。

我拥有创造健康所需的高品质生活方式。

不管我周围发生了什么，

我都可以找到内心的平静。

本章要点

► 在你治愈创伤史时，自我保健对你的身心健康至关重要。 自我保健并不总是令人愉快的，甚至不是你想做的事情。

► 自我保健从保持基本卫生、环境和身体健康所做的日常事务工作开始。

► 锻炼和社交对自我保健至关重要。能确保你在与最爱的人联系的同时，获得足够的体育锻炼。

► 将自我保健从你必须做的事情转变为你常态做的事情，需要坚持和决心。

► 制定自我保健计划是一个循序渐进的过程。当你未能遵循计划时，请善待自己。

现在你已经读完了这一章，想想你现在对自我保健的概念的看法。你可能完全赞成，有点怀疑，或者认为这完全是假的。 所有这些观点都是有效的！ 现在只需要关注你的反应并写下来。

_____

_____

_____

_____

_____

_____

_____

_____

金钱、时间和日程安排是执行任何自我保健计划的最常见障碍。你最大的障碍是什么？ 你将如何克服它们？

_____

_____

_____

_____

_____

_____

_____

_____

_____

_____

下一步

► 返回自我保健追踪表（参见第 122 页）、自我保健活动追踪表（参见第 128 页）和"自我保健备用计划表"（参见第 131 页），并确保你已复制空白工作表，以便在自我保健计划的变化和发展时使用它们。

► 继续练习正念和激进的接受。 制定自我保健计划是一个动态的过程——你的计划总是会改变的。不加评判会帮助你顺势而为，而不是陷入消极的自我对话中。

► 马斯洛的需求层次金字塔可以成为这一旅程的有用工具。 使用它定期检查每个自我保健的领域，以便你可以更新计划，以满足当前的需求。

► 与你的援助者分享你的自我保健计划。 他们不仅可以帮助你实现目标，还可以从使用这些工具中受益！

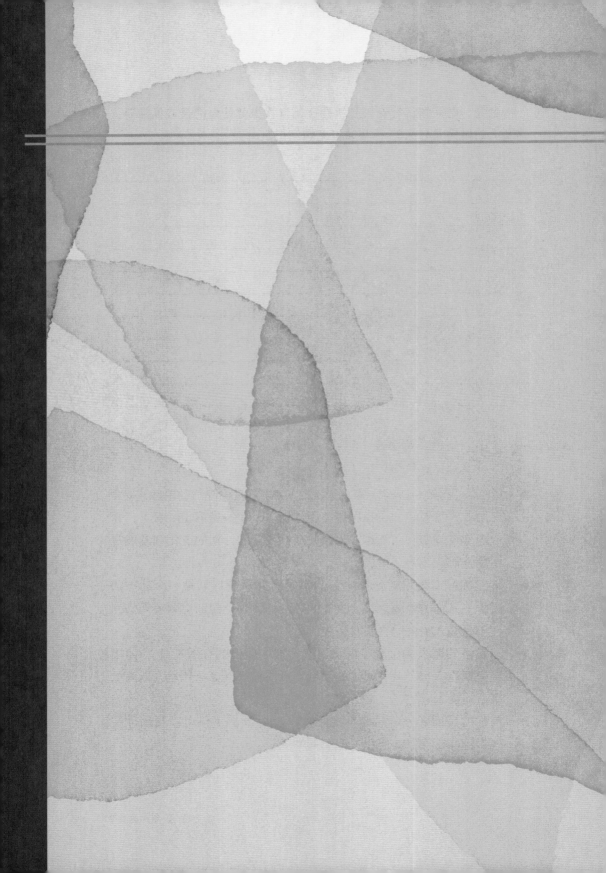

第八章

继续你的疗愈之旅

现在你已经读到这本必读手册的最后一章了！ 你应该跳一支欢快的舞庆祝一下，祝贺自己已经走到了这一步。你要承认这是一个巨大的成就。

在最后几页，我们将介绍如何继续你的治愈之旅，超越你已经完成的不可思议的工作，因为从创伤后应激障碍中恢复是一个终身的承诺。我们不能抹去这些记忆，但正如你通过这段康复工作可以证明的那样，改变这些记忆对你的影响，你可以重获新生。你在这里学到的技能会随着时间的推移而改变，你与创伤史的关系也会改变。我希望你读完这本书时清楚地知道如果你的症状再次发作，如果你又经历了另一个创伤事件，或者如果你想配合和一个训练有素的心理学专业人员进行更深入的疗愈工作，你该怎么做。

我选择平静地面对已经发生的，正在发生的和将要发生的。

我承认我无法控制其他，只能控制自己的选择和行动。

保持势头

在我从事创伤心理治疗的工作中，我每天都会看到人们在为克服创伤和创伤后应激障碍而努力，其中小进步比大进步要频繁得多，当然其中也不乏取得重大进步和顺利完成治疗的个案。我总是告诉我的来访者，我的商业模式很糟糕，因为，最终我想通过治愈他们的创伤和创伤后应激障碍来摆脱他们。承诺以一种新的方式生活，以一种整体和不加评判的方式来处理他们的创伤史，这是我的来访者所取得进步的基础。我喜欢把这比作想成为一个素食主义者——不是因为你有饮食上的需求，而是因为你只是不想再吃肉了。在这种情况下，你不可能醒来时决定做出这个改变，然后就奇迹般地成了一个素食主义者。做出这样的改变需要每天的承诺——你必须阅读标签，问问题，并确保你吃的东西是真正的无肉食品。克服创伤和创伤后应激障碍也是如此。一旦你处理了你过去的创伤，你肯定会体验到显著的解脱，但保持这种进步是一种对自我保健和自我关怀的生活方式的承诺。

对创伤和创伤后应激障碍的恢复的承诺将包括许多起起落落。你已经完成的工作，以及将继续做的工作，将决定你如何应对这些起起落落。从创伤和创伤后应激障碍中恢复是一个渐进的过程。保持节奏要从对这种生活方式的日常承诺开始，需要不断的努力才能坚持下去。认知三角形告诉我们，我们对这种承诺的想法会影响我们的行为和情绪。当你不可避免地偏离轨道时，识别那些激励你留在这条治愈道路上的东西会让你回归正轨。你的激励因素对你来说将是独一无二的，可以是你爱的人，你的工作，你的爱好，你的健康，你的宠物，等等。

在你的生活和康复过程中，你还有很多事情要做。我想让你知道，这本书里的康复过程并不一定是线性的。有时，你可能会感到身在世界之巅，而有些日子会是灰色和多云的。我鼓励你定期回到这里，来检查你的进步，并强化你已经有一段时间没有使用过的技能。我希望这本必读手册能被很好地使用，以至于某一天封面会破旧。请随意改变和调整在这里学习到的练习，以满足你不断发展的需求，并忽略那些对你无意义的事情。每个人的治愈之旅看起来都不一样，你可以成为你未来道路的规划者。规划这个未来可以让你从创伤和创伤后应激障碍中解脱出来，并对未来充满希望。

确定价值观列表

要想保持你在完成这本书时所做的改变，需要你对自己做出承诺。了解是什么激励，首先要了解驱动你的行为的价值观。这个练习将帮助你确定那些对你来说最重要的价值观，并将作为你未来选择的指南针。

在开始这个练习之前，准备两个不同颜色的荧光笔、钢笔或记号笔。阅读下面的价值列表，然后使用一种颜色的笔标记任何对你以及你未来生活重要的价值观。然后，返回到列表中，使用第二种颜色，选择三到五个最高的价值观。最后，使用所提供的空白栏来写下你将如何尽力实现这些价值观。

成就	冒险	自信
真实	权威	平等
睿智	平衡	美好
大胆	冷静	富有挑战力
公民身份	沟通	亲和
同情心	能力	有见识
贡献	勇气	创造力
好奇心	决心	同情心
正能量	平等	公平
可信任	名声	友好
有趣	给予	善良

有发展	幸福	诚实
幽默	有想象力	有影响力
内心和谐	正义	仁慈
有知识	有领导力	善于学习
爱的能力	忠诚	有控制力
有意义的工作	适度	开放
乐观	和平	快乐
有风度	受欢迎	识别
有信仰	声誉	尊重
责任	安全	自尊
服务	很重要	有灵性
稳定	平稳	有力
成功	诚信	有活力
财富	健康	智慧

我承诺以下方式来实现我的核心价值观：

_____

_____

_____

_____

_____

_____

_____

_____

我想教你的最后一个可视化冥想来自于 EMDR,它被称为"容器"。直到现在我才引入这种可视化冥想,因为它可以让你免受困扰。如果使用得当,当你没有时间或精力给予不必要的想法、感觉,或记忆应有的注意时,这是一种非常健康的收藏方式。

你想象一个容器,它可以装下那些无用的东西。它必须足够强大,能把它们关在里面,但又要足够诱人,让它们想留在那里。这不是一个把东西锁起来或扔掉钥匙的地方,而是一个保护它们直到你可以返回并处理它们的安全的地方。你必须能够锁定或保护该容器,以便只有你才能访问它。你还需要想明白取出东西的方法,一次只取出一件东西,而不是让里面的东西都跑出来。

一旦你脑海中有了这个容器,想象一些对你来说是中等压力的事情。打开容器,当它打开时,注意保护里面的一切。允许一个压力源流入容器并找到它自己的位置。然后,关闭你的容器,锁上它,让它从你的脑海中消失。

乔安妮的故事

乔安妮是一名 27 岁的女性,曾有童年时期的身体虐待和性虐待史,19 岁时被性侵了。当乔安妮还是个孩子的时候,她经常被父母打,还被一个青春期的表兄性虐待。

当乔安妮 14 岁时,一位老师看到了她父亲抓她的手臂造成的瘀伤,在老师向儿童保护服务机构报告后,身体虐待和性虐待都被揭露了。乔安妮在虐待事件曝光后,开始接受咨询。她的治疗师曾接受过以创伤为中心的认知行为疗法(TF-CBT)的训练,这是非常有帮助的,因为乔安妮在学校期间经常爆发愤怒并且存在注意力障碍。她也感到非常沮丧和抑郁,并开始割自己的手臂和大腿,以应对她强烈的情绪。她的 TF-CBT 治疗师帮助乔安妮了解了创伤是如何影响她的思想和行为的,并允许她处理她所爱的人伤害她的方式。

乔安妮的创伤后应激障碍症状大多在她完成 TF-CBT 后就消失了。她和姨妈住在一个安全的家庭环境中，一直到高中毕业。乔安妮在情感上和学业上都表现出色，并被她的第一志愿大学录取了。在她大学二年级的时候，乔安妮和一个她信任和爱的人约会。他们发生了双方自愿的性行为，但一天晚上，在一次派对上喝酒之后，乔安妮不想做爱，但她的伴侣强迫她。乔安妮一直对这次强奸保密，直到几周后她和她的伴侣分手。

尽管乔安妮在 TF-CBT 中做了很多的创伤治疗，但她的创伤后应激障碍症状在强奸后又复发了。她觉得在任何地方都不安全，并为此责怪自己，并告诉自己，如果她没有喝酒，她就不会被强奸。乔安妮又开始做噩梦，并开始回忆起她过去的创伤，那些创伤从高中开始就没有再想起过。乔安妮联系了她之前的治疗师，他提醒乔安妮采用在治疗中学到的正念技巧。通过自我保健练习并再次开始治疗，帮助乔安妮度过了她的紧急 PTSD 症状，同时处理了性侵犯，这样它就不再支配她的思维和情绪了。

如果你还在挣扎，该怎么办

希望你在本书中学到的技能和策略在你的康复旅途中能助你一臂之力。然而，我首先要承认，这可能还不够。尽管了解创伤和创伤后应激障碍如何影响你的大脑和身体，处理创伤引发的思维和情绪，以及为克服创伤改变你生活的方式都非常有帮助，但有时你还是需要额外的支持。这种支持通常是从治疗开始的，可以是个人的也可以是群体的。支持还可以包括向朋友和家人寻求帮助，甚至获得在线援助。无论你选择哪种支持模式，你要知道，寻求额外的帮助并不意味着你失败了或没有把书中教的实践内容做得足够好。创伤是发生在你身上的事情，甚至可能是由另一个人引起的。你的创伤不是你自找的，你也不需要独自面对它。

我们将在本节中介绍不同类型的支持，以便你可以决定在你康复的任何特定时刻，哪种类型对你最有帮助。你还可以在第 150 页的参考资料部分中找到以上所列出的这些内容。

与一名训练有素的创伤治疗师合作

我知道我有偏见，但和一个训练有素的创伤治疗师一起合作可能是最棒的经历之一，但这也可能是最糟糕的情况之一，所以如果你决定开始正式的心理治疗，我想让你知道如何找到一个合适的心理治疗师。首先，你要做一些调查。从第 2 章中的信息开始，回顾创伤的循证治疗的类型（见第 18 页）。注意哪个人与你的共鸣最多，并开始搜索。资格证书（博士、LPC、LCSW 等）并不重要，但这个人是否接受过特定疗法的专业培训很重要。

如果你对认知加工疗法（CPT）或延迟暴露疗法（PE）感兴趣，我建议你去 strongstartraining.org/network，在你所在的州找到正规的培训机构。如果你找不到任何帮助，《今日心理学》的治疗师目录可以帮助你，但一定要询问治疗师是否接受过正式的培训。如果你对 EMDR 或躯体体验 (SE) 治疗感兴趣，找一个有 EMDR 或 SE 认证的人。此外，请记住，远程医疗是参与许多创伤治疗的一种有效方式，它可以给你更多的选择，而不仅仅是面对面的治疗。

互助小组和团体治疗

互助小组和团体治疗，无论是现场治疗还是线上治疗，都是进一步治疗的好方法。创伤和创伤后应激障碍可能会让人孤立，尤其是当你因为创伤而感到羞愧或内疚时。创伤也不属于适合晚餐时闲聊的话题，所以你可能很少有愿意和他们一起分享你的经历的人。互助小组和团体治疗是与努力克服创伤的其他人建立联系的安全方式。

互助小组是一种非正式的方式，可以与其他致力于克服创伤和创伤后应激障碍的人建立联系，这个小组通常是由一名创伤经历者组织的。如果你是经历过创伤的幸存者，比如车祸或枪伤，你可能有资格参加在线的或你附近的创伤中心举办的幸存者互助小组。可以去 TraumaSurvivorsNetwork.org 了解更多信息。

团体治疗是一种更正式的支持治疗方法，由训练有素的创伤治疗师组织。要找到两种类型的群体，首先可以在线搜索"创伤后应激障碍支持小组"或"创伤后应激障碍团体治疗"。你也可以使用创伤相关的术语，如"性虐待"或"灾难互助小组"。

家人和朋友

与家人、朋友和你的社区服务人员建立联系是获得支持的一种有价值的方式，无论你是否愿意公开你的创伤史。如果你在本手册中确定了援助者，你可能选择了至少知道你创伤的一些细节的人。记住，在你的治疗过程中，通过分享你正在学习的技能和你正在取得的进步，来与他们保持联系。和他们交谈也会很有帮助，这样你就能知道他们喜欢讨论什么，什么可能是禁止讨论的。

在你的生活中，还有其他人对你的创伤史了解一点或一无所知，但他们仍然可以作为你的支持网络的重要组成部分。这可能包括家庭成员、朋友、同事和其他经常陪伴你的人。当你需要做一些与你的创伤无关的事情时，你可以联系到这些人，比如去看电影或共进晚餐。这其中的一些人可能就在你的"自我护理备用计划"中（第131页）。如果是，你可以考虑在自制卡片中添加你喜欢与这些人一起参与的活动。

在线社区和资源

互联网是一个强大的资源库，它对创伤经历者特别有帮助，因为它可以提供一定程度的匿名性，同时帮助你认识有类似经历的人。确保访问可信任的网站，这样你就不会进一步受到伤害。

如前所述，创伤幸存者组织可以为创伤经历者提供高质量的在线支持。如果你是退伍军人或退伍军人的家庭成员，退伍军人管理局会根据你的具体需求提供在线资源。

性暴力幸存者可能受益于在线互助小组"沉默之后"，像MyPTSD.com这样的网站可以提供广泛话题的新闻和论坛。个人创伤治疗也可以在网上安全有效地进行。事实上，整个练习都可以是虚拟的！

如果你处于危机中，你不仅可以拨打国家自杀预防生命专线，还可以通过危机短信热线或发短信获得高质量的在线危机服务。通过这项服务你可以与一名危机顾问取得联系，他们不仅仅是关注那些有自残或自杀的想法的人，还可以帮助你解决各种问题。

寻求帮助可能会很难。你可能会感到害怕，因你觉得如果寻求帮助，你就会被定义或被视为软弱。布伦·布朗是一位世界著名的研究者和演讲家，致力于羞耻和脆弱问题研究，他有一句名言："当你在评判自己是否需要帮助时，你也在用同样的方式评判你正在帮助的人。当你在为提供帮助赋予价值时，你也在为需要帮助赋予价值。"

我希望你反思一下到目前为止你所做的工作，并使用下面的练习图记录你的进步。在第一个框中，写下任何描述你是谁以及你开始这项工作时的感受的词。在下一个方框中，描述现在的自己，思考你如何变得更强大、更好地应对创伤和创伤后应激障碍。在第三个方框中，写下你在这个治疗之旅的下一步目标。用第四个方框来写下你将如何实现你的目标，其中包括从正式或非正式的来源寻求帮助，拓展你的自我保健实践，或者用新的视角重新阅读这本书。

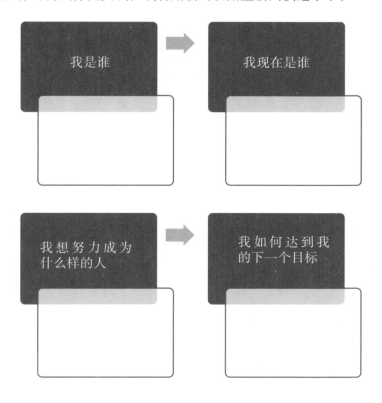

色彩呼吸疗法

我想再教给你一个呼吸练习。色彩呼吸结合了可视化冥想和你在这本书中已经学习的呼吸技能。这种练习可以用来平息创伤和创伤后应激障碍的症状，或强化任何其他形式的放松。在开始之前，请选择两种颜色。第一种将代表平静和放松，第二种将代表你在练习结束时想要释放的所有东西。

找到一个舒适的姿势，坐下或躺下，开始呼吸，并用心地感受每一次吸气和呼气。用你的鼻子吸气，想象一下平静的颜色在冲刷着你的身体，从你的头顶开始，一直移动到你的脚。在下一次呼气时，用第二种颜色来代表离开你身体的所有压力和紧张。继续这个可视化冥想几分钟，看到吸气时平静的颜色和呼气时释放压力的颜色。当你结束练习，恢复你的自然呼吸几个周期，然后慢慢回到你周围的环境。回顾一下下面的这个练习。

自我保健小贴士

你成功了！你在这本书中所做的工作将为你的持续治愈提供坚实的基础。我会说一千次：克服创伤和创伤后应激障碍是一段终生的旅程。你的创伤不是自找的，但你必须每天努力打败它。我想你在康复的这个阶段已经经历了很多不同的情绪。你可能会对自己所做的工作和未来的机会感到自豪和兴奋。你也可能会对下一步感到有点紧张或害怕，特别是如果你计划开始正式的创伤治疗。无论你反应如何，我不希望你改变！

如果你需要片刻的自我照顾，使用这本书中你知道的有用的技巧之一。这可以是一次着陆练习，腹式呼吸或正方形呼吸法，或者记录你当前的想法和感受。不要想太多，只要选择第一个想到的，相信你的大脑和身体知道你现在需要什么。

我的治愈之旅让我想起了我的内心力量和韧性。

今天，我选择继续打破创伤和创伤后应激障碍的枷锁。

本章要点

▶ 从创伤和创伤后应激障碍中治愈并不是一次性就能完成的。这是一种生活方式的改变，需要持续地致力于这本书中的实践。

▶ 当你选择一个创伤治疗师时，确保他们接受过你想要的治疗方面的专业培训。

▶ 互助小组和团体治疗可以帮你与其他创伤经历者取得联系，这会让你觉得并不孤独。

▶ 获得朋友和家人的支持并不意味着你必须告诉他们你的创伤的所有细节。仅仅和亲人在一起就能治愈伤痛。

▶ 在使用在线资源时，请确保访问的是可信的资源，如本书中列出的那些。

▶ 如果你处于创伤危机之中，想要伤害自己，请拨打 911 立即寻求帮助。

在你的恢复过程中采取下一步行动可能会带给你尚未遇到过的独特挑战。使用第 145 页的下一步练习计划，写下什么可能阻碍你的目标以及你将如何克服这些障碍。

_____

_____

_____

_____

_____

_____

_____

_____

回想一下在刚开始阅读本手册时的你，关于你所做的工作和你所取得的进展你想让他们知道什么？

_____

_____

_____

_____

_____

_____

_____

_____

_____

_____

下一步

▶ 把你在下一步计划练习中确定的目标贴在第 145 页在可见的地方。能够看到你自开始这段旅程以来所取得的进步将会让你感到耳目一新。每天提醒自己你的目标是什么！这将有助于激励你实现这些目标。

▶ 过一种以价值观为基础的生活将使你更容易过上你在这本书中所创造的生活方式。经常回到 139 页的价值观练习，重新评估对你最重要的价值观——它们会随着你的继续成长而有所改变。

▶ 练习你的应对技巧。目标是让你在本书中学到的技巧成为第二天性。记住学习新技能的类比：除非你多加练习，否则你永远无法在你最需要的时候运用这项技能。

资源

创伤病史及症状评估

- 童年不良经历问卷：对儿童潜在创伤事件的 10 项评估
- DSM-5 创伤后应激障碍检查表 (PCL-5)：一种 20 项的自我检测量表，以评估创伤史和 PTSD 症状

附录

- CPT 教练：由退伍军人事务部设计的应用程序，寻找认知加工治疗治疗师
- 洞察计时器：一个免费的冥想应用程序，有超过 10 万个引导冥想
- 正念教练：一个由退伍军人事务部创建的正念训练应用程序
- 延长暴露疗法教练：由退伍军人事务部设计的一款应用程序，用来寻找受过延长暴露疗法训练的治疗师

在线支持小组

- AfterSilence.org：面向性侵幸存者的在线社区
- MyPTSD.com：为创伤经历者提供新闻和讨论板
- PTSD.VA.gov/gethelp/peer_support.asp：为退伍军人及其家属提供的同伴支持服务
- TraumaSurvivorsNetwork.org：面向创伤性幸存者的在线社区

治疗师目录

- Mental Health Match: Walks you through a series of questions to help "match" you with a therapist best suited for your goals
- Psychology Today: The most commonly used directory, allows you to search by specialty and insurance provider
- Therapy Den: An up–and–coming directory committed to diversity and inclusion

危机资源

- Crisis Text Line: CrisisTextLine.org, or text HOME to 741741
- National Suicide Prevention Lifeline: 1–800–273–8255

书籍

- The Body Keeps the Score: Brain, Mind, and Body in the Healing of Trauma by Bessel van der Kolk, MD
- What Happened to You? Conversations on Trauma, Resilience, and Healing by Oprah Winfrey and Bruce Perry

参考文献

第一章

American Psychiatric Association. Diagnostic and Statistical Manual of Mental Disorders, 5th ed. Washington, DC: American Psychiatric Association, 2013.

Centers for Disease Control. "Adverse Childhood Experiences (ACEs)." April 3, 2020. CDC.gov/violenceprevention/aces/index.html.

Felitti, V. J., R. F. Anda, D. Nordenberg, D. F. Williamson, A. M. Spitz, V. Edwards, M. P. Koss, et al. "Relationship of Childhood Abuse and Household Dysfunction to Many of the Leading Causes of Death in Adults: The Adverse Childhood Experiences (ACE) Study." American Journal of Preventive Medicine (1998): 245–258.

National Institute of Mental Health. "Post–Traumatic Stress Disorder." Accessed July 5, 2021. NIMH.NIH.gov/health/topics/post–traumatic–stress–disorder–ptsd.

National Institute of Mental Health. "Post–Traumatic Stress Disorder (PTSD)." Accessed July 3, 2021. NIMH.NIH.gov/health/statistics/post–traumatic–stress–disorder–ptsd#part_155469.

Selye, Hans. The Stress of Life. New York: McGraw–Hill Book Company, 1974.

US Department of Veterans Affairs. "How Common Is PTSD in Adults?" October 17, 2019. PTSD.VA.gov/understand/common/common_adults.asp.

Weathers, F. W., B. T. Litz, T. M. Keane, P. A. Palmieri, B. P. Marx, and P. P. Schnurr. "The PTSD Checklist for DSM–5 (PCL–5)—LEC–5 and Extended Criterion A [Measurement Instrument]." April 11, 2018. PTSD.VA.gov/professional/assessment/documents/PCL5_LEC_criterionA.PDF.

第二章

American Psychological Association. "Medications for PTSD." July 31, 2017. APA.org/ptsd−guideline/treatments/medications.

Brom, D., Y. Stokar, C. Lawi, V. Nuriel−Porat, Y. Ziv, K. Lerner, and G. Ross. "Somatic Experiencing for Post−Traumatic Stress Disorder: A Randomized Controlled Outcome Study." Journal of Traumatic Stress (2017): 304−312.

Cohen, J. A., A. P. Mannarino, and E. Deblinger. Treating Trauma and Traumatic Grief in Children and Adolescents. 2nd ed. New York: Guilford Press, 2017.

Foa, E. B., E. A. Hembree, B. O. Rothbaum, and S. A. M. Rauch. Prolonged Exposure Therapy for PTSD: Emotional Processing of Traumatic Experiences—Therapist Guide (Treatments that Work). 2nd ed. New York: Oxford University Press, 2019.

Levine, P. A. In an Unspoken Voice: How the Body Releases Trauma and Restores Goodness. Berkeley, CA: North Atlantic Books, 2010.

Resick, P. A., C. M. Monson, and K. M. Chard. Cognitive Processing Therapy for PTSD: A Comprehensive Manual. 1st ed. New York: Guilford Press, 2016.

Shapiro, F. Eye Movement Desensitization and Reprocessing (EMDR) Therapy: Basic Principles, Protocols, and Procedures. 3rd ed. New York: Guilford Press, 2018.

第三章

Iyadurai, L., R. M. Visser, A. Lau−Zhu, K. Porcheret, A. Horsch, E. A. Holmes, and E. L. James. "Intrusive Memories of Trauma: A Target for Research Bridging Cognitive Science and Its Clinical Application." Clinical Psychology Review(2019): 67−82.

第六章

Bannister, J. A., P. J. Colvonen, A. C. Angkaw, and S. B. Norman. "Differential Relationships of Guilt and Shame on Posttraumatic Stress Disorder among Veterans." Psychological Trauma (2019): 35–42.

Contractor, A. A., N. H. Weiss, P. Dranger, C. Ruggero, and C. Armour. "PTSD's Risky Behavior Criterion: Relation with DSM–5 PTSD Symptom Clusters and Psychopathology." Psychiatry Research (2017): 215–222.

Goleman, D. Emotional Intelligence: Why It Can Matter More than IQ. New York: Random House Publishing Group, 2005.

Saraiya, T., and T. Lopez–Castro. "Ashamed and Afraid: A Scoping Review of the Role of Shame in Post–Traumatic Stress Disorder (PTSD)." Journal of Clinical Medicine 94 (2016).

Sauter, D. A., F. Eisner, P. Ekman, and S. K. Scott. "Cross–Cultural Recognition of Basic Emotions through Nonverbal Emotional Vocalizations." Proceedings of the National Academy of Sciences of the United States of America (2010): 2408–2412.

第七章

Centers for Disease Control. "Drowsy Driving." March 21, 2017. CDC. gov/sleep/about_sleep/drowsy_driving.html.

Gallegos, A. M., H. F. Crean, W. R. Pigeon, and K. L. Heffner. "Meditation and Yoga for Post–Traumatic Stress Disorder: A Meta–Analytic Review of Randomized Controlled Trials." Clinical Psychology Review (2017): 115–124.

Greenberg, M. "Trauma, PTSD, and Chronic Low–Grade Inflammation." July 27, 2020. PsychologyToday.com/us/blog/the–mindful–self–express/202007/trauma–ptsd–and–chronic–low–grade–inflammation.

Healthline Editorial Team. "The Link Between Autoimmune Diseases and PTSD." July 2, 2018. Healthline.com/health–news/the–link–between–autoimmune–diseases–and–ptsd.

Maslow, A. H. "A Theory of Human Motivation." Psychological Review (1943): 370–396.

McFarlane, A. C. "The Long–Term Costs of Traumatic Stress: Intertwined Physical and Psychological Consequences." World Psychiatry (2010): 3–10.

Neylan, T. C., and A. O' Donovan. "Inflammation and PTSD." PTSD Research Quarterly (2019): 1–10.

Sherin, J. E. "Post–Traumatic Stress Disorder: The Neurobiological Impact of Psychological Trauma." Dialogues in Clinical Neuroscience (2011): 263–278.

World Health Organization. "What Do We Mean by Self–Care?" June 15, 2018. WHO.int/news–room/feature–stories/detail/what–do–we–mean–by–self–care.

索引

治疗失眠和噩梦的认知行为疗法
　　（CBT-I+N），48,126
注意力不集中，97

D

《精神疾病的诊断与统计手册》
　　第五版（DSM-5），3
分离，34，47，57，98-99

E

创伤外部提醒，52-53
情商（戈尔曼），99
眼球运动脱敏和再处理（EMDR），
　　18，20-21

F

来自朋友的支持，143-144,148
情感和情绪
　　探索行动倾向，99-100
　　攻击性，57-58,91
　　愤怒，91
　　难以体验到积极的情绪，69-70
　　情绪调节，90 -91,102-105,107
　　内疚，91-92
　　识别自己的情绪，92-93
　　易激惹，57-58,91
　　负面情绪和失去兴趣，69
　　相反行动，100-101
　　核心情绪，94-95
　　悲伤，92
　　次要情绪，94-95
　　严重的情绪困扰，35
　　羞耻感，92
　　追踪与创伤相关的想法和感受，76
　　创伤和情绪的关系 89
闪回，35,47
战斗－逃跑或冻结反应，4，8-9，
　　10，90，112
支持小组和团体治疗，143-144,148

G

丹尼尔·戈尔曼，99
黄金法则，77
可视化冥想，27
内疚，91-92
小组治疗，143,148
着陆技术
　　5-4-3-2-1 着陆，38
　　着陆练习，39
　　自我保健，13

H

过度警觉，90,97， 99， 107， 112
健康习惯，127
康复清单，24-25,138
下丘脑，8
互助小组，143,148

I

创伤内部提醒，52
侵入性症状
　　了解侵入性症状 3447
　　影响，36-38
　　闪回，35,47
　　噩梦，35
　　生理反应，36
　　严重的情绪困扰，35
　　令人不安的记忆，34
　　自我暴露，40-41，44，47，60-61
失眠，97
延长暴露疗法，19
炎症，112
易激惹，57-58,91
自我暴露
　　想象暴露，19-20
　　处理侵入性症状触发因素，
　　　　40-41,44，47，60 - 61
　　SUD 评分量表，43-44

致谢

我要首先感谢我的家人，感谢他们对我作为创伤心理学家工作的支持以及写这本书。我非常感谢我的导师们，他们帮助我成为了心理学家。我还要感谢多年来和我一起工作的所有创伤经历者——你们真的是最伟大的老师。最后，我要感谢我的编辑约翰，因为他的帮助，使这本必读手册正式出版。

关于作者

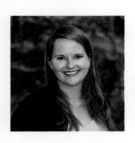 **詹妮弗·B·休斯博士**，是德克萨斯州休斯顿市的一名注册临床心理学家。

休斯博士来自科罗拉多州的山区，她在加州大学圣巴巴拉分校完成了研究生学业，并在新奥尔良的路易斯安那州立大学健康科学中心完成了实习和博士后培训。作为新奥尔良的移居者，休斯博士很快就爱上了嘉年华和节日旺季，并尽可能多地参与。她在整个职业生涯中一直在治疗创伤幸存者，并继续在这些领域进行实践和研究。